ITI International Team for Implantology

U0198657

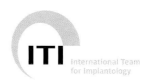

第十三卷

国际口腔种植学会（ITI）口腔种植临床指南

——种植体周疾病的预防与处理

ITI Treatment Guide
Prevention and Management of Peri-Implant Diseases

丛书主编　（英）尼古拉斯·多诺斯（Nikolaos Donos）

（英）斯蒂芬·巴特（Stephen Barter）

（荷）丹尼尔·维斯梅耶（Daniel Wismeijer）

主　　编　（澳）莉萨·J. A. 海茨–梅菲尔德（Lisa J. A. Heitz–Mayfield）

（瑞士）乔瓦尼·E. 萨尔维（Giovanni E. Salvi）

主　　译　宿玉成

译　　者　张　玺　蒋瑞芳　舒倩怡　刘　倩

北方联合出版传媒（集团）股份有限公司

辽宁科学技术出版社

沈　阳

图文编辑

杨　帆　刘　娜　张　浩　刘玉卿　肖　艳　刘　菲　康　鹤　王静雅　纪凤薇　杨　洋

This is a translation edition of Prevention and Management of Peri-Implant Diseases,
ITI Treatment Guide Series, Volume 13, ISBN: 978-1-78698-111-0
Authors: Lisa J. A. Heitz-Mayfield and Giovanni E. Salvi
©2022 Quintessenz Verlags-GmbH

©2023，辽宁科学技术出版社。
著作权合同登记号：06-2020第39号。

版权所有·翻印必究

图书在版编目（CIP）数据

种植体周疾病的预防与处理 /（澳）莉萨·J. A. 海茨-梅菲尔德（Lisa J. A. Heitz-Mayfield），（瑞士）乔瓦尼·E. 萨尔维（Giovanni E. Salvi）主编；宿玉成主译. —沈阳：辽宁科学技术出版社，2023.8

　　ISBN 978-7-5591-3053-2

　　Ⅰ. ①种… 　Ⅱ. ①莉… ②乔… ③宿… 　Ⅲ. ①牙周病—预防（卫生）②牙周病—诊疗 　Ⅳ. ①R781.4

　　中国国家版本馆CIP数据核字（2023）第099693号

出版发行：辽宁科学技术出版社
　　　　　（地址：沈阳市和平区十一纬路25号　邮编：110003）
印　刷　者：凸版艺彩（东莞）印刷有限公司
经　销　者：各地新华书店
幅面尺寸：210mm×280mm
印　　　张：13.5
插　　　页：4
字　　　数：270千字
出版时间：2023年8月第1版
印刷时间：2023年8月第1次印刷
策划编辑：陈　刚
责任编辑：金　烁
封面设计：袁　舒
版式设计：袁　舒
责任校对：李　霞

书　　　号：ISBN 978-7-5591-3053-2
定　　　价：298.00元

投稿热线：024-23280336
邮购热线：024-23280336
E-mail:cyclonechen@126.com
http://www.lnkj.com.cn

国际口腔种植学会（ITI）口腔种植临床指南
第十三卷

ITI Treatment Guide

丛书主编：

（英）尼古拉斯·多诺斯（Nikolaos Donos）

（英）斯蒂芬·巴特（Stephen Barter）

（荷）丹尼尔·维斯梅耶（Daniel Wismeijer）

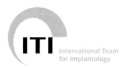

主编：

（澳）莉萨·J. A. 海茨–梅菲尔德
（Lisa J. A. Heitz–Mayfield）
（瑞士）乔瓦尼·E. 萨尔维
（Giovanni E. Salvi）

主译：
宿玉成

译者：
张　玺　蒋瑞芳　舒倩怡　刘　倩

第十三卷

种植体周疾病的预防与处理

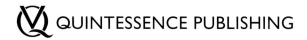

QUINTESSENCE PUBLISHING

Berlin | Chicago | Tokyo
Barcelona | London | Milan | Mexico City | Paris | Prague | Seoul | Warsaw
Beijing | Istanbul | Sao Paulo | Zagreb

本书说明

本书所提供的资料仅仅是用于教学目的，为特殊和疑难病例推荐的序列临床治疗指南。本书所提出的观点是基于国际口腔种植学会共识研讨会（ITI Consensus Conference）的一致性意见。严格说来，这些建议与国际口腔种植学会（ITI）的理念相同，也代表了作者的观点。国际口腔种植学会（ITI）以及作者、编者和出版商并没有说明或保证书中内容的完美性或准确性，对使用本书中信息所引起的损害（包括直接、间接和特殊的损害，意外性损害，经济损失等）所产生的后果，不负有任何责任。本书的资料并不能取代医生对患者的个体评价，因此，将其用于治疗患者时，后果由医生本人负责。

本书中叙述到产品、方法和技术时，使用和参考到的特殊产品、方法、技术和材料，并不代表我们推荐和认可其价值、特点或厂商的观点。

版权所有，尤其是本书所发表的资料，未经出版商事先书面授权，不得翻印本书的全部或部分内容。本书发表资料中所包含的信息，还受到知识产权的保护。在未经相关知识产权所有者事先书面授权时，不得使用这些信息。

本书中提到的某些生产商和产品的名字可能是注册的商标或所有者的名称，即便是未进行特别注释。因此，在本书出现未带专利标记的名称，也不能理解为出版商认为不受专利权保护。

本书使用了FDI世界牙科联盟（FDI World Dental Federation）的牙位编码系统。

国际口腔种植学会（ITI）的愿景:

"……服务于牙科专业，通过有益于患者的全面高质量的教育和创新性的研究，提供成长性的全球化网络，使牙科种植领域从业者终身受益。"

译者序

无疑，牙种植已经成为牙缺失的理想修复方法。

大体上，口腔种植的发展经历了3个历史阶段：第一阶段是以实验结果为基础的种植发展阶段，其主要成就为骨结合理论的诞生和种植材料学的突破，开启了现代口腔种植的新时代；第二阶段是以扩大适应证为动力的种植发展阶段，其主要成就为引导骨再生技术的确立和种植系统设计的完善；第三阶段是以临床证据为依据的种植发展阶段，或称之为以循证医学研究为特点的种植发展阶段，其主要成就为种植理念的形成和临床原则的逐步确定。显然，这是口腔种植由初级向高级逐步发展的一个过程。在这一进程中，根据临床医生的建议不断进行种植体及上部结构的研发和改进，在积累了几十年的临床经验后，开始依据治疗效果回顾并审视各种治疗方案和治疗技术。

为此，国际口腔种植学会（ITI）教育委员会基于共识研讨会，对牙种植的各个临床方面形成了共识性论述，并且开始出版"国际口腔种植学会（ITI）口腔种植临床指南"系列丛书。本书为该系列丛书的第十三卷，2017年牙周和种植体周疾病与状况分类的国际研讨会上，针对种植体周健康、种植体周黏膜炎和种植体周炎提出了新的疾病定义与病例定义。这是第一次将种植体状况作为国际研讨会分类的一部分。本书详细阐释了种植体周健康和疾病的分类及定义、诊断与检查、病因学、发生率、风险因素等，并通过病例展示了处理各类种植体周感染的治疗方法与操作步骤等，是目前种植体周疾病的预防与处理的指导性著作。

尽管本书英文版目前已经由多种文字翻译出版。国际口腔种植学会（ITI）和国际精萃出版集团要求包括中文在内的各种文字翻译版本必须和原英文版本完全一致。换句话说，本书除了将英文翻译成中文外，版式、纸张、页码、图片以及中文的排版位置等与原书完全一致。这也体现了目前本书在学术界与出版界中的重要位置。

由于本书出现了许多新的名词、定义和概念，因此在翻译过程中，译者与种植领域许多专家数次关于本书进行讨论，专家们给予了许多建议，在此深表谢意。相关内容，请读者参阅第一卷至第九卷的"译后补记"。同时，也感谢我的同事们花费了大量的时间校正译稿中的不妥和错误。

尽管译者努力坚持"信、达、雅"的翻译原则，尽量忠实于原文、原意，但由于翻译水平有限，难免出现不妥和错误之处，请同道批评指正。

至此，我们已经将"国际口腔种植学会（ITI）口腔种植临床指南"系列丛书的第一卷（《美学区种植治疗：单颗牙缺失的种植修复》，2007年出版）、第二卷（《牙种植学的负荷方案：牙列缺损的负荷方案》，2008年出版）、第三卷（《拔牙位点种植：各种治疗方案》，2008年出版）、第四卷（《牙种植学的负荷方案：牙列缺失的负荷方案》，2010年出版）、第五卷（《上颌窦底提升的临床程序》，2011年出版）、第六卷（《美学区连续多颗牙缺失间隙的种植修复》，2012年出版）、第七卷（《口腔种植的牙槽嵴骨增量程序：分阶段方案》，2014年出版）、第八卷（《口腔种植生物学和硬件并发症》，2015年出版）、第九卷（《老年患者口腔种植治疗》，2018年出版）、第十卷（《美学区种植治疗：单颗牙种植的最新治疗方法与材料》，2020年出版）、第十一卷（《牙种植学的数字化工作流程》，2022年出版）、第十二卷（《种植体周软组织整合与处理》，2023年出版）、第十三卷（《种植体周疾病的预防与处理》，2023年出版）以及《牙种植学的SAC分类》（2009年出版）的中文译本全部奉献于读者。感谢读者与我们共同分享"国际口腔种植学会（ITI）口腔种植临床指南"系列丛书的精华，服务和惠顾于牙列缺损与缺失的患者。

"国际口腔种植学会（ITI）口腔种植临床指南"系列丛书是牙种植学领域的巨著和丰碑。它将持续不断地向读者推出牙种植学各个领域的经典著作。

最后，也感谢国际口腔种植学会（ITI）、国际精萃出版集团和辽宁科学技术出版社对译者的信任，感谢辽宁科学技术出版社在本系列丛书中译本出版过程中的合作与贡献。

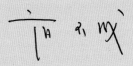

前　言

多年来，在日常临床操作中使用牙种植体已经成为成功修复缺失牙的最可预期的治疗方案。

然而，有越来越多的文献表明，种植体周的生物学并发症，包括种植体周疾病。这些是临床上非常难以解决的一类事实。

种植体周疾病的定义和标准还没有被普遍接受。2017年牙周和种植体周疾病与状况分类的国际研讨会为健康的种植体周状况提供了说明和诊断标准，同时定义了种植体周疾病。最佳的解决方案和治疗方案尚不清楚，关于种植体周炎可预期的治疗方案，仍有众多影响方式和因素尚在研究之中。

　　在本卷中，通过12章共17个临床病例，详细地讨论了种植体周疾病从病因学到治疗的各个方面。本卷提供了宝贵的建议和临床指南，国际口腔种植学会（ITI）为此享誉全球，这也将帮助临床医生在面对富有挑战的临床情况时做出合适的诊断和治疗。

N. Donos   S. Barter   D. Wismeijer

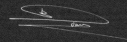

致　谢

　　特别感谢Dr. Kati Benthaus在本卷治疗指南的准备和协调过程中给予的大力支持。也特别感谢Ute Drewes女士提供的专业插图，感谢Janina Kuhn女士（精萃出版集团）的排版，感谢Änne Kappeler女士（精萃出版集团）对出版流程的协调，感谢Per N. Döhler先生（Triacom Dental）的语言编辑工作。同时还要感谢国际口腔种植学会（ITI）的合作方Institut Straumann AG给予的一贯支持。

丛书主编、主编和译者

丛书主编：

Nikolaos Donos, DDS, MS, FHEA, FDSRCS, PhD
  Director of Research
  Professor, Head and Chair, Periodontology &
  Implant Dentistry
  Director of Centre for Oral Clinical Research
  Institute of Dentistry
  Barts and The London School of Medicine
  and Dentistry
  Turner Street
  London E1 2AD
  United Kingdom
  Email: n.donos@qmul.ac.uk

Stephen Barter, BDS, MSurgDent, RCS
  Honorary Senior Clinical Lecturer
  Centre for Oral Clinical Research
  Institute of Dentistry
  Barts and The London School of Medicine
  and Dentistry
  Turner Street
  London E1 2A
  United Kingdom
  Email: s.barter@qmul.ac.uk

Daniel Wismeijer, Professor, PhD, DMD
  Oral Implantology and Prosthetic Dentistry
  Private Practice
  Zutphensestraatweg 26
  6955 AH Ellecom
  Netherlands
  Email: Danwismeijer@gmail.com

主编：

Lisa J. A. Heitz-Mayfield, Prof, BDS, MDSc, Odont Dr
  Specialist private practice
  4 McCourt Street
  West Leederville
  Western Australia 6007
  Australia
  Email: heitz.mayfield@iinet.net.au

  Adjunct Professor
  International Research Collaborative –
  Oral Health and Equity
  Faculty of Sciences
  The University of Western Australia
  35 Stirling Highway, Crawley
  6009 Perth, WA
  Australia
  Email: lisa.heitz-mayfield@uwa.edu.au

  Professor Periodontics
  The University of Sydney Dental School
  2 Chalmers St
  Surry Hills NSW 2010
  Australia
  Email: lisa.heitzmayfield@sydney.edu.au

Giovanni E. Salvi, Professor, Dr med dent, Dr h c, MSc
  Vice Chairman and Graduate Program Director
  Department of Periodontology
  University of Bern
  School of Dental Medicine
  Freiburgstrasse 7
  3010 Bern
  Switzerland
  Email: giovanni.salvi@zmk.unibe.ch

主译：

宿玉成　医学博士，教授
  中国医学科学院北京协和医院口腔种植中心主任、
  首席专家
  中华人民共和国北京市西城区大木仓胡同41号，
  100032
  Email: yuchengsu@163.com

译者：

张　玺　蒋瑞芳　舒倩怡　刘　倩

其他参编作者

Mauricio G. Araújo, Prof. Dr., DDS, MSc, PhD
  Head, Periodontics and Implant Dentistry
  Research Unit
  Department of Dentistry
  State University of Maringá
  Av. Colombo, 5790 – Zona 7
  87020-900 Maringá – PR
  Brazil
  Email: odomar@hotmail.com

Paolo Casentini, DDS, Dr Med Dent
  Private practice
  Studio Dr Paolo Casentini
  (Implantology, Oral Surgery, Periodontology,
  Esthetic Dentistry)
  Via Anco Marzio 2
  20123 Milano (MI)
  Italy
  Email: paolocasentini@fastwebnet.it

Matteo Chiapasco, MD
  Professor, Unit of Oral Surgery
  Department of Biomedical, Surgical,
  and Dental Sciences
  University of Milan
  Via della Commenda 10
  20122 Milano
  Italy
  Email: matteo.chiapasco@unimi.it

Jason R. Gillespie, BS, DDS, MS
  Private practice (Prosthodontics)
  105 W El Prado Dr
  San Antonio, TX 78212-2024
  United States of America
  Email: jrgillespiedds@sbcglobal.net

Eduardo R. Lorenzana, BS, DDS, MS
  Private practice (Periodontics)
  3519 Paesano's Parkway, Suite 103
  San Antonio, TX 78231-1266
  United States of America
  Email: drlorenzana@yahoo.com

Flavia Matarazzo, Prof. Dr., DDS, MSc, PhD
  Department of Dentistry
  State University of Maringá
  Av. Colombo, 5790 – Zona 7
  87020-900 Maringá – PR
  Brazil
  Email: flamatarazzo@gmail.com

Ausra Ramanauskaite, Dr med dent, PhD, DDS
  Department of Oral Surgery and Implantology
  Centre for Dentistry and Oral Medicine (Carolinum)
  Johann Wolfgang Goethe University Frankfurt
  Theodor-Stern-Kai 7
  60596 Frankfurt am Main
  Germany
  Email: ramanauskaite@med.uni-frankfurt.de

Andrea Roccuzzo, Dr, DDS
  Resident Department of Periodontology
  School of Dental Medicine
  University of Bern
  Freiburgstrasse 7
  3010 Bern
  Switzerland
  Email: andrea.roccuzzo@zmk.unibe.ch

  Research Associate Department of
  Oral and Maxillofacial Surgery
  Copenhagen University Hospital (Rigshospitalet)
  Blegdamsvej 9
  2100 Copenhagen
  Denmark

Mario Roccuzzo, DMD
Lecturer in Periodontology
Division of Maxillofacial Surgery
University of Turin
Corso Bramante, 88
10126 Torino
Italy

Adjunct Clinical Assistant Professor
Department of Periodontics and Oral Medicine
University of Michigan
1011 N University Avenue
Ann Arbor, MI 48109-1078
United States of America

Private practice limited to Periodontology
Corso Tassoni 14
10143 Torino
Italy
Email: mroccuzzo@icloud.com

Ann-Marie Roos Jansåker, Odont Dr, DDS
Specialist in Periodontology and Implantology
Department of Periodontology
Blekinge Hospital
Hälsovägen Hus 13
37141 Karlskrona
Sweden
Email: ann-marie.roos_jansaker@regionblekinge.se

Mariano Sanz, Professor, MD, DDS,
Chairman of Periodontology
ETEP Research Group
Faculty of Odontology
University Complutense of Madrid
Plaza Ramón y Cajal
28040 Madrid
Spain
Email: marsan@ucm.es

Ignacio Sanz-Sánchez DDS, DrOdont
Associate Professor of Periodontology
ETEP Research Group
Faculty of Odontology
University Complutense of Madrid
Plaza Ramón y Cajal
28040 Madrid
Spain
Email: ignaciosanz@ucm.es

Myroslav Solonko, DDS, Doctorate Student
ETEP Research Group
Faculty of Odontology
University Complutense of Madrid
Plaza Ramón y Cajal
28040 Madrid
Spain
Email: myrosolo@ucm.es

Frank Schwarz, Professor, Dr
Professor and Head,
Department of Oral Surgery and Implantology
Center for Dentistry and Oral Medicine (Carolinum)
Johann Wolfgang Goethe UniversityFrankfurt
Theodor-Stern-Kai 7
60596 Frankfurt am Main
Germany
Email: f.schwarz@med.uni-frankfurt.de

Nicola U. Zitzmann, Prof, Dr med dent, PhD
Chair, Department of Reconstructive Dentistry
University Center for Dental Medicine Basel
University of Basel
Mattenstrasse 40
4058 Basel
Switzerland
Email: n.zitzmann@unibas.ch

目　录

1 导言

L. J. A. Heitz-Mayfield, G. E. Salvi

在临床中，如果要用可摘或固定义齿代替缺失牙，使用骨结合种植体已经成为一种常规方法。长期研究的结果表明，种植体支持式修复体对于牙列缺失或牙列缺损的患者来说是一种可预期的治疗方法（Buser等，2012；Wittneben等，2014；Derks等，2016a；Morton等，2018；Pjetursson等，2018；Sailer等，2018）。然而，种植体植入手术以及修复的相关操作有出现并发症的风险。

骨结合的过程可能受到多个因素的影响，例如在预备种植窝时的手术创伤和过早负荷。因此，在愈合的早期阶段可能出现组织坏死，并且患者可能在植入后的3～6个月内经历所谓的"早期"并发症。这些并发症是罕见的，但它们可能导致种植体的脱落。

实现骨结合和软组织的愈合之后，当种植修复完成承担咬合功能时，也可能发生所谓的"晚期"并发症。最常见的生物学并发症是生物膜诱导的种植体周疾病（种植体周黏膜炎和种植体周炎）。相对少见的并发症包括药物相关并发症、种植体周黏膜疾病、种植体周肿瘤、材料过敏或骨结合完全丧失和种植体失败。与种植体支持式修复体部件和材料相关的技工工艺或机械并发症比生物学并发症更常见，并且它们本身会导致生物学并发症。

在进行种植治疗之前，患者和医生需要仔细权衡发生机械/技工工艺并发症（Salvi和Brägger，2009；Heitz-Mayfield和Brägger，2015）和生物学并发症（Heitz-Mayfield等，2018a）的风险。

在开始种植治疗之前，牙科专业人员应告知患者可能会发生与种植体周软硬组织（生物学并发症）和种植体支持式修复体有关的并发症（Abrahamsson等，2017）。此外，医生应接受适当的培训，以防止手术和修复体并发症的发生，并应能够正确诊断和处理它们。必须正确地告知和指导患者如何预防并发症，与此同时医生必须了解这些并发症的病因，以便做出正确的诊断并实施适当的治疗。

ITI临床指南系列的第十三卷旨在提供关于种植体维护和种植体周疾病（种植体周黏膜炎/种植体周炎）的全面概述，包括其分类、病因学、患病率、风险因素、预防、诊断和处理等。

本卷临床指南包含理论章节有临床病例展示，以说明各种生物学并发症及其分步处理过程。

2 种植体周健康和疾病的分类与定义

L. J. A. Heitz-Mayfield, G. E. Salvi

在种植体植入并完成骨结合和软组织愈合后，如果放任生物膜积聚，可能会出现种植体周疾病（Salvi和Ramseier，2015）。这与之前的观察结果一致，即诱发种植体周疾病的致病因子与牙周致病因子类似（Heitz-Mayfield和Lang，2010）。

2017年牙周和种植体周疾病与状况分类的国际研讨会上，针对种植体周健康、种植体周黏膜炎和种植体周炎提出了新的疾病定义与病例定义（Berglundh等，2018a）。这是第一次将种植体状况作为国际研讨会分类的一部分，上一届国际研讨会是在1999年举行的。

2.1 种植体周健康的定义

种植体周的健康软组织被称为种植体周黏膜。种植体周黏膜由一层角化或非角化上皮覆盖的结缔组织组成。

在健康状况下，可以在上皮屏障旁的结缔组织中发现小簇的炎症细胞。种植体周的黏膜平均高度为3～4mm，上皮长约为2mm，面向种植体表面。然而，种植体周黏膜的尺寸，包括高度和厚度，会因种植体植入深度和软组织表型等因素不同而有所变化。种植体骨内段的绝大部分（约60%）与矿化骨接触，其余部分与骨髓、血管结构和纤维组织接触。临床上，种植体周健康表现为无充血、探诊出血、肿胀和溢脓（Araújo和Lindhe，2018）（图1a，b）。

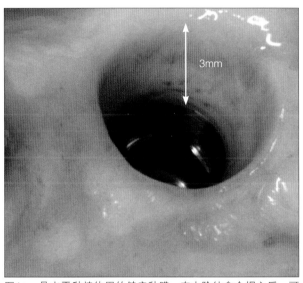

图1a　骨水平种植体周的健康黏膜。在去除钛愈合帽之后，可见高度约为3mm的健康种植体周黏膜。无充血和水肿

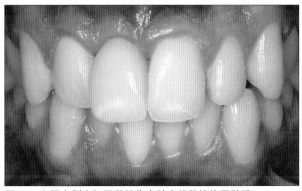

图1b　上颌右侧中切牙种植位点健康的种植体周黏膜

2.2   种植体周黏膜炎的定义

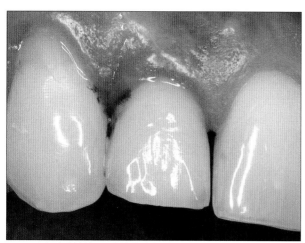

图2   上颌右侧侧切牙种植位点的种植体周黏膜炎。轻探种植体周龈沟后出血

种植体周黏膜炎被定义为种植体周软组织的炎症病变，但没有支持骨丧失或持续性边缘骨丧失（Heitz-Mayfield和Salvi，2018）。种植体周黏膜炎是由生物膜诱导的，生物膜破坏了种植体-黏膜界面的宿主/微生物平衡，导致牙槽嵴上软组织的炎症病变（Heitz-Mayfield和Salvi，2018）。

种植体周黏膜炎的主要临床特征是轻探时出血（Heitz-Mayfield和Salvi，2018）（图2）。

2.3 种植体周炎的定义

种植体周炎被定义为发生在骨结合种植体周组织中的生物膜相关病理状况，其特征为探诊出血（BoP）和/或溢脓以及继发的支持骨进行性丧失（Schwarz等，2018）（图3）。

与天然牙的实验性牙周炎一样，已经证实在种植体表面上形成的生物膜与实验性种植体周炎的发展有关（Lindhe等，1992；Carcuac等，2013）。

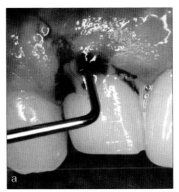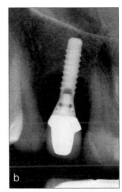

图3a，b　上颌右侧侧切牙种植位点的种植体周炎（戴有粘接固位牙冠的Straumann软组织水平窄径种植体）。（a）探诊出血和溢脓的临床表现。（b）支持骨进行性丧失的影像学证据，边缘骨水平与第4个螺纹平齐（骨水平约为种植体长度的50%）。探诊深度＞6mm

3 诊断和定义种植体周疾病病例的相关检查

L. J. A. Heitz-Mayfield, G. E. Salvi

为了给种植体周疾病患者选择有效的治疗方案，需要进行正确的诊断。2017年牙周和种植体周疾病与状况分类的国际研讨会提出了种植体周健康、种植体周黏膜炎和种植体周炎的病例定义（Berglundh等，2018a）。提出这些病例定义是为了提供一个统一的参考，以终止该领域先前存在的模糊和混乱。

为了诊断种植体周疾病，医生必须同时评估种植体周软组织状况（检测有无炎症表现）和种植体周边缘骨水平。仅凭放射线片无法做出正确的诊断。每次都需要对组织状况进行临床评估。

3.1　软组织状况的评估

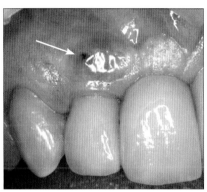 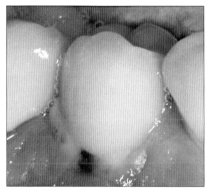

图1　上颌右侧侧切牙种植位点唇侧种植体
周黏膜可见窦道（白色箭头），由此可判
断种植体周感染。通过视诊发现窦道

图2　对下颌右侧第二前磨牙种植位点颊侧
进行扣诊后可见溢脓及出血

对软组织炎症的检查应该包括：

- 视诊以确定有无充血、水肿或窦道存在（图1）。
- 扣诊以确定有无溢脓（图2）。
- 探诊种植体周龈沟，以确定探诊时有无出血或溢脓（Berglundh等，2018a）（图3）。

可使用金属或塑料牙周探针进行种植体周的探诊，推荐使用较轻柔的探诊力（约为0.25N）（图3a，b）。每颗种植体都应评估并记录4~6个位点的种植体周探诊深度，以确定探诊深度随时间的变化。应该认识到，由于种植体相对于修复体外形的位置，可能无法对每颗种植体的多个位点进行探诊。如果无法在种植位点进行探诊，应尽可能去除修复体，以评估种植体周的软组织状况（Serino等，2013）。

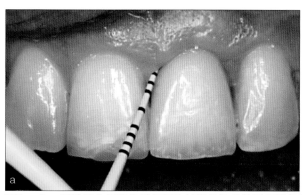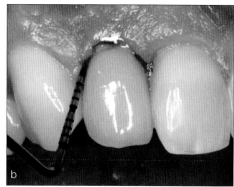

图3a，b　对种植体周龈沟进行探诊以评估种植体周组织的状况。可使用塑料牙周探针（a）或金属牙周探针（b），探诊力需轻柔（约为0.25N）

记录种植体周黏膜边缘与固定参考点（例如牙冠边缘或切缘）的相对位置，对于检测种植体周黏膜边缘的迁移也是有价值的。临床照片也有助于评估种植体周黏膜水平随时间的变化。

3.2　边缘骨水平的评估

　　当在临床检查中观察到炎症表现时，为了评估种植体周的边缘骨水平，应进行口内影像学检查（根尖片或咬翼片）。推荐使用平行装置，以便正确放置射线胶片或传感器，并对准放射线筒。良好对准的放射线片允许从固定参考点（例如种植体骨内部分的最冠方的面）到种植体–骨的第一个接触点进行测量（图4）。医生应该意识到，不推荐用曲面体层放射线片来评估种植体周的边缘骨水平，因为不利的几何投照会导致误差放大和结构重叠。

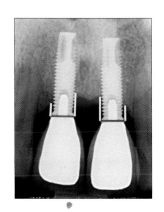

图4　2颗相邻骨水平种植体的根尖放射线片。确认一个固定参考点［例如骨内部分的最冠方的面（蓝色直线）］，测量到边缘骨的距离（黄色直线）

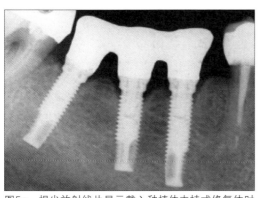

图5a　根尖放射线片显示戴入种植体支持式修复体时的边缘骨水平。边缘骨水平等于或高于所有种植体上的第1个螺纹

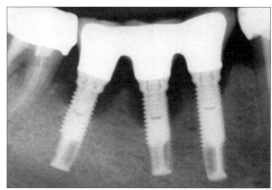

图5b　种植体修复5年后的根尖放射线片显示3颗种植体的边缘骨进行性丧失

为了确认种植体周是否发生了骨丧失，应该将种植体周边缘骨水平与以前的放射线片进行比较，最好选择戴牙时的放射线片（图5a，b）。如果无法获得，医生应尽可能获得以前的影像学记录。

当比较放射线片上的边缘骨水平时，必须认识到将存在约为0.5mm的测量误差。此外，如果一系列放射线片具有不同的角度，测量误差可能会增加（Walton和Layton，2018）。

放射线片也可用于评估种植体支持式修复体部件的适合性（图6），或者如果使用了阻射性的粘接剂，也可用于识别龈下有无粘接剂残留（图7）。

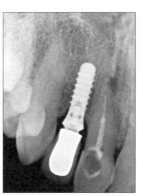

图6　放射线片显示粘接固位的种植体冠未完全就位

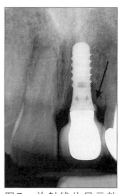

图7　放射线片显示粘接固位的种植体冠，可见溢出的粘接剂（红色箭头）

3.3　病例定义

根据概述的临床和影像学诊断标准，2017年牙周和种植体周疾病与状况分类的国际研讨会就以下病例定义达成一致（Berglundh等，2018a）。这些病例定义可用于临床实践以及流行病学研究。

3.3.1　种植体周健康的病例定义

一个种植体周健康的病例应该满足以下条件（Berglundh等，2018a）（图8）：

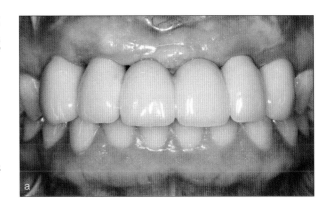

- 无炎症的临床表现。
- 轻探时无出血和/或溢脓。
- 与之前的检查相比，探诊深度无增加。
- 除了由初始骨改建引起的牙槽嵴骨水平变化以外，无骨丧失。

探诊深度的测量取决于种植位点处龈沟的高度。根据种植体植入的深度和软组织的厚度不同，种植体周健康所对应的探诊深度也可在一定范围内变化。提示种植体周健康的指标是无炎症的临床表现（BoP），而不是探诊深度本身。具有不同骨支持水平的种植体周均可存在健康的种植体周组织。

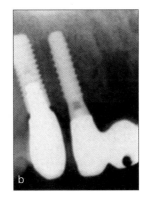
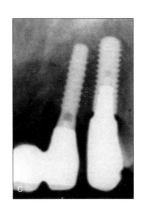
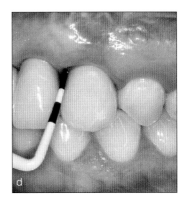

图8a～d　种植体周健康。由健康的种植体周组织包裹的种植体支持式修复体的临床照片和放射线片。未见探诊出血（BoP）、充血或肿胀

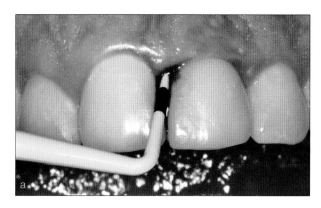

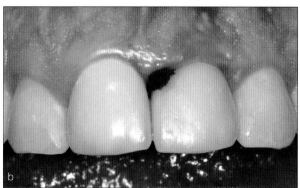

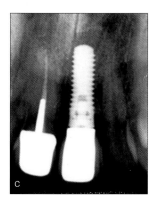

图9a～c 种植体周黏膜炎。被诊断为种植体周黏膜炎的上颌左侧中切牙位点种植体支持式单冠的临床照片和放射线片。临床照片可见探诊出血。放射线片显示冠边缘适合性差，表现为龈下边缘的牙冠和种植体肩台之间有间隙；未见种植体周支持骨丧失

3.3.2　种植体周黏膜炎的病例定义

一个种植体周黏膜炎的病例应该满足以下条件（Berglundh等，2018a）（图9）：

- 轻探时有出血和/或溢脓，与之前的检查相比，探诊深度有/无增加。
- 除了由初始骨改建引起的牙槽嵴骨水平变化以外，无骨丧失。

炎症可以有不同的视诊表现，具有不同骨支持水平的种植体周均可存在种植体周黏膜炎。

3.3.3 种植体周炎的病例定义

一个种植体周炎的病例应该满足以下条件（Berglundh等，2018a）（图10）：

- 轻探时有出血和/或溢脓。
- 与之前的检查相比，探诊深度有增加。
- 除了由初始骨改建引起的牙槽嵴骨水平变化以外，存在其他骨丧失，例如进行性骨丧失的表现。

如果缺乏之前的检查数据，种植体周炎可基于以下综合因素进行诊断：

- 轻探时有出血和/或溢脓。
- 探诊深度（PD）≥6mm。
- 骨水平位于种植体骨内部分最冠方的根方≥3mm。

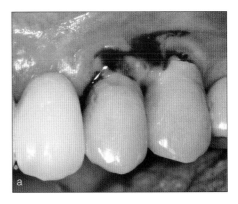

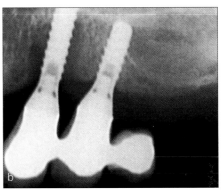

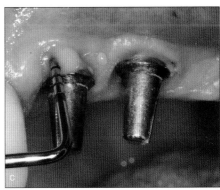

图10a～c　种植体周炎。一个带有远中悬臂的种植体支持式固定义齿的临床照片和放射线片。可见探诊出血和溢脓，以及种植体周探诊深度较深（PD＞6mm）和近中种植体周边缘骨严重丧失

4 种植体周疾病的病因学

L. J. A. Heitz-Mayfield, G. E. Salvi

4.1 种植体周疾病的微生物病因学

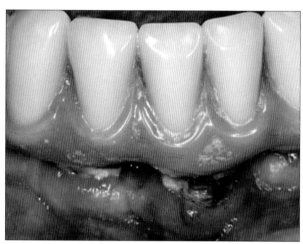

图1 一位无牙颌患者的种植体支持式义齿，可见种植体周积聚生物膜

种植体周黏膜炎和种植体周炎被定义为生物膜诱导的炎症性疾病（Berglundh等，2018a）。种植体周疾病的微生物病因学有充分的证据，此内容将在本章进行概述。简短来讲，这些疾病的微生物病因学的证据在以下方面得到了强调：

- 证明因果关系的动物实验研究（Lindhe等，1992；Schou等，1993；Lang等，1993）。
- 证明因果关系的人体试验研究（Pontoriero等，1994；Salvi等，2012；Meyer等，2017；Zitzmann等，2001）。

- 展示相关性的观察性临床研究（Koyanagi等，2010；Kumar等，2012；Tamura等，2013；Apatzidou等，2017；Sanz-Martín等，2017；Al-Ahmad等，2018）。
- 证明可通过抗感染措施治疗疾病和预防疾病发展的干预性临床研究（Hcitz Mayfield等，2012；Heitz-Mayfield等，2018b；Carcuac等，2017；Berglundh等，2018b）。
- 尽管目前没有发现与种植体周黏膜炎或种植体周炎相关的特定微生物，但生物膜积聚被认为是疾病过程开始和发展的主要病因（图1）。

本章描述了与种植体周健康和疾病相关的种植体周微生物的概况。此外，附带的计算机3D动画视频（《种植体周炎及其预防》，精萃出版社，2018）阐述了健康和疾病状况中种植体周生物膜的形成。要免费观看这部电影完整版，你需要成为ITI会员并登录www.iti.org。

Computer-animated 3D film
Peri-Implantitis and its Prevention

4.1.1 健康种植位点的微生物概况

使用各种微生物鉴定技术，包括培养分析、显微镜检查、DNA探针分析和分子技术，例如16S焦磷酸测序和Illumina测序等，对种植体周的微生物群进行了研究。随着分子技术变得越来越复杂，我们对种植体周微生物群的多样性及其作用的理解也在不断扩展。

有横断面研究对与健康的种植体周环境相关的微生物群进行了评估，其主要由革兰阳性兼性球菌和杆菌组成，但也含有少量和低比例的革兰阴性厌氧杆菌（Leonhardt等，1999；De Boever和De Boever，2006；Fürst等，2007）。

此外，在接受牙周炎治疗并参与支持治疗的牙列缺损患者中，新植入的种植体上的生物膜迅速形成，剩余的牙列充当了定植在种植位点的细菌储库（Leonhardt等，1999；Mombelli等，1995；van Winkelhoff等，2000；De Boever和De Boever，2006；Quirynen等，2006；Fürst等，2007；Salvi等，2008）。

Fürst等（2007）评估了接受牙周治疗的患者在植入种植体后3个月内的细菌定植模式，这些患者的牙菌斑控制水平良好。从14位受试者的穿龈愈合帽的龈沟中收集生物膜样品。通过DNA-DNA棋盘式杂交法分析了总共40种细菌，并与定植在相邻天然牙位点的细菌进行了比较。种植体植入后的30分钟内，生物膜开始形成。在30分钟到7天之间，只有一种细菌，即小韦荣球菌（Veillonella parvula），在种植位点产生了比邻牙更高的细菌载量。在第3个月时，种植位点和天然牙位点的细菌种类的组成相似；然而，与种植位点相比，天然牙位点的细菌载量更高（Fürst等，2007）。

其他研究采用了分子检测的方法，发现钛和氧化锆基台表面很快定植有与相邻天然牙相似的细菌群落（de Freitas等，2018；Raffaini等，2018）。

4.1.2 不健康种植位点的微生物概况

大量证据表明，与牙周疾病类似，种植体周疾病与细菌生物膜有关，该生物膜主要由革兰阴性厌氧分类群组成（Koyanagi等，2010；Kumar等，2012；Tamura等，2013；Apatzidou等，2017；Sanz-Martín等，2017；Al-Ahmad等，2018）。此外，种植体周炎的严重程度已被证明与龈下微生物组的实质性变化相关，随着严重程度的增加，生态失调的水平也随之增加（Kröger等，2018）。生态失调是一个术语，用于描述通常与健康相关的细菌分类群比例下降，并被与疾病相关的细菌分类群超过。口腔中的微生物转变可能是由易感宿主体内的细菌攻击和炎症反应之间的不平衡所引起的。

与在健康的种植体周检测到的生物膜不同，以种植体周疾病为特征的位点的微生物群被认为与牙周炎相关的微生物群相似（Mombelli和Decaillet，2011；Charalampakis等，2012）。

根据一项使用16S焦磷酸测序的研究报告，无论是在健康还是疾病状况下，种植体周的微生物群与天然牙位点的微生物群有显著差异（Kumar等，2012）。在该研究中，种植体周炎被描述为一种多重微生物感染，与牙周炎相比复杂性较低（Kumar等，2012）。

Persson和Renvert（2014）使用DNA-DNA棋盘式杂交法，分析研究了166颗被诊断为种植体周炎的种植体和47颗种植体周健康的种植体的生物膜中存在的78种细菌。在这78种细菌中，有19种细菌在种植体周炎的种植体中的数量高于健康种植体。该研究发现包括牙龈卟啉单胞菌、金黄色葡萄球菌、厌氧葡萄球菌、中间链球菌、轻型链球菌、福赛坦氏菌和索氏密螺旋体在内的一组细菌与种植体周炎有关（Persson和Renvert，2014）。

Zhuang等（2016）也报告了一项比较健康和疾病状况下牙周与种植体周微生物膜的研究。在这项研究中，对22位患者的健康和疾病状况下的种植位点与牙周位点的细菌样本进行了分析，以对6种病原体的存在进行量化分析（Zhou等，2016；Zhuang等，2016）。无论健康状况如何，所有的位点均能检测到假定的病原体，尽管其在同一位患者中，疾病状况下的天然牙和种植位点的检出频率比健康的位点更高（Zhuang等，2016）。在该患者样本中，牙龈卟啉单胞菌和具核梭杆菌与种植体周炎无关（Zhuang等，2016）。

使用Illumina测序，Sanz-Martín等（2017）研究了以种植体周健康或种植体周炎为特征的位点的微生物差异。总的来说，与在健康位点观察到的相比，疾病状况下的种植体周位点表现出更高的多样性。更具体地说，疾病状况下的种植体周位点主要由拟杆菌、螺旋体和互养菌定植，而健康的种植体周位点主要含有变形菌和放线菌（Sanz-Martín等，2017）。与健康的种植位点相比，在种植体周炎位点，卟啉单胞菌属、密螺旋体属、产丝菌属、依赖杆菌属、互养菌属和福赛坦氏菌属的相对数量明显较高。另外，与种植体周炎位点相比，健康位点的链球菌、韦荣球菌、罗氏菌和嗜血杆菌等细菌的相对数量也明显较高（Sanz-Martín等，2017）。

总体而言，上述研究结果表明，根据所应用的诊断技术，可见天然牙和种植体在健康与疾病状况下的微生物载量及多样性存在显著差异。使用分子技术评估患者特异性微生物群的研究表明，种植体周的微生物群既复杂又多样（Dabdoub等，2013；Zhuang等，2016；Yu等，2019；Heuer等，2012）。

4.1.3　无牙颌患者种植体的微生物概况

据推测，全口拔牙可能会消除口腔中所有的坚硬和不易脱落的表面以及龈下菌群聚集地，从而有利于消除致病菌（Danser等，1994；Danser等，1997）。

1987年，第一项使用显微镜、免疫化学和培养方法的研究挑战了这一假设（Mombelli等，1987）。该研究比较了无牙颌患者的细菌组成，其中5位种植体周健康，而另外7位口内同时存在种植体周健康和疾病两种状况（Mombelli等，1987）。与两组患者中无病变的种植体相比，存在种植体周炎表现的种植体中革兰阴性菌的比例明显升高，包括产黑色素类杆菌（Mombelli等，1987）。

之后，使用定量聚合酶链反应（qPCR）监测9位患者全口拔牙后的微生物学变化（Van Assche等，2009）。结果显示，在6个月的缺牙期后，仍然可以在唾液和舌头上检测到低浓度的牙周病原体（Van Assche等，2009）。

有一项随访研究在缺牙期以及连接基台后长达1年的时间内，对微生物群的水平进行了监测（Quirynen和Van Assche，2011）。该研究的结果表明，种植体植入10天内即有细菌定植在种植体周龈下区域，这表明全口拔牙后，与牙周炎和种植体周炎相关的细菌仍留在口腔中（Quirynen和Van Assche，2011）。

4.2 种植体周炎病因的替代理论

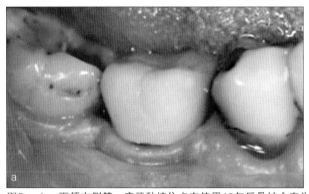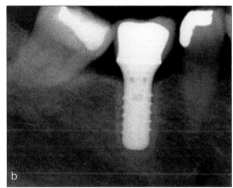

图2a，b　下颌右侧第一磨牙种植位点在使用18年后骨结合丧失。因为无边缘骨丧失或炎症的临床表现（探诊出血和/或溢脓），所以未被诊断为种植体周炎。种植体松动。放射线片可见下颌右侧第一磨牙种植位点周围有一圈细的透射影像。骨结合丧失的病因尚不清楚，可能是过度咬合负荷所致

为了解释种植体周组织崩解和骨结合丧失，提出了一些替代理论。包括过度咬合负荷（Gotfredsen等，2001；Heitz-Mayfield等，2004；Kozlovsky等，2007；Lima等，2019）、异物反应理论（Albrektsson等，2019）、钛颗粒的存在（Fretwurst等，2016；Mombelli等，2018）。纳入这些因素的实验性种植体周炎模型或者尚未建立，或者尚未证实这些因素会导致种植体周炎。

尽管已经在种植体周生物学并发症的患者的口腔组织中检测到钛颗粒和钛的降解产物，但没有足够的证据证明生物腐蚀、钛颗粒的存在和种植体周疾病之间的因果关系（Mombelli等，2018）。

4.2.1　过度咬合负荷

过度负荷可能是构成种植体周炎和进行性边缘骨丧失的病因或诱发因素，关于该假设仍存在争议（Coli等，2017）。虽然过度负荷可能导致修复体或种植体的机械和/或技工工艺并发症（图2a，b），或者导致骨结合完全丧失（图3a～c），但是缺少过度负荷和边缘骨丧失的证据。相反，临床前实验研究表明，在没有种植体周软组织炎症的情况下，静态或动态的过度负荷都不会导致种植体周边缘骨丧失（Gotfredsen等，2001；Heitz-Mayfield等，2004；Kozlovsky等，2007；Lima等，2019）。

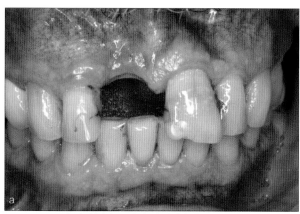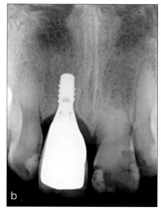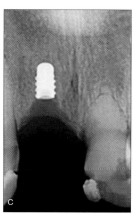

图3a～c　上颌右侧中切牙位点种植体折断。窄径钛锆软组织水平种植体在使用10年后折断。未见临床炎症表现。该患者后牙支持减少，且没有佩戴夜磨牙殆垫，这表明过度咬合负荷可能是导致种植体折断的原因之一。冠–种植体比很高，导致机械部件受到很大的杠杆力。（a）临床照片显示上颌右侧中切牙位点种植体折断。无炎症的临床表现。（b）放射线片显示折断前的种植体，无边缘骨丧失。（c）放射线片显示种植体折断后

　　如果存在过早的咬合接触、侧向力、磨牙症、不良的冠–种植体比或悬臂，可能会对种植体施加过度负荷。

　　一项为期6个月、以犬为实验对象的研究，将带有悬臂修复体的单颗纯钛种植体与不负荷、正常负荷的种植体进行比较，以研究过度咬合负荷的影响（Lima等，2019）。结果表明，对具有中度粗糙表面的单颗种植体进行悬臂修复，施加过度咬合负荷，不会导致骨结合丧失或临床、影像学或组织学参数的显著变化（Lima等，2019）。然而，过度负荷的种植体显示出更高的技工工艺并发症发生率（Lima等，2019）。最近，一项回顾性队列研究报告了21位患者共25颗种植体的生物学和技工工艺并发症，每颗种植体均支持一个带有悬臂的单冠（single crowns with a cantilever extension，SCC），随访时间不少于10年（Schmid等，2021）。结果表明，在使用了平均13.6年（范围：10～19年）后，位于上下颌后牙区、支持SCC的单颗种植体的留存率达到了100%，并且边缘骨水平的变化极小。最常见的并发症是固位力丧失，在2位患者中出现了3次（Schmid等，2021）。

　　因此，这些结果与以前的研究结果一致，均未能报告悬臂对种植体周边缘骨水平的不利影响（Wennström等，2004；Hälg等，2008；Romeo等，2009；Zurdo等，2009；Aglietta等，2012；de Freitas等，2018）。然而，对于种植体支持式修复体来说，带有悬臂的比没有悬臂的机械/技工工艺并发症发生率更高（Kreissl等，2007；Salvi和Brägger，2009；Aglietta等，2009；Brägger等，2011）。

5 种植体周疾病的患病率

L. J. A. Heitz-Mayfield, G. E. Salvi

尽管横断面研究所报告的种植体周疾病的患病率经常被引用，但不同的研究之间的结果差异很大。

1994年第一届欧洲牙周病学研讨会（EWP）第4组的共识报告将种植体周炎定义为骨结合种植体周的炎症反应，其特征为探诊出血和/或溢脓、深牙周袋形成和超过初始骨改建的骨丧失（Albrektsson和Isidor，1994）。

此后，经过数十年的口腔种植学的临床研究，多篇带有荟萃分析的系统评述估计了基于患者水平的种植体周疾病患病率的加权平均值和范围（Mombelli等，2012；Derks和Tomasi，2015）。据报道，种植体周黏膜炎的平均患病率为43%（范围：19%～65%），而种植体周炎的平均患病率约为22%（范围：1%～47%）（Derks和Tomasi，2015）。此外，未被纳入Derks和Tomasi（2015）系统评述的横断面研究（Aguirre-Zorzano等，2015；Daubert等，2015；Dalago等，2017；Konstantinidis等，2015；Rokn，2017；Schwarz等，2017a），也报告了类似的种植体周炎患病率（范围：12.9%～26%）。

一项大型横断面研究调查了种植体植入>9年的瑞典患者（n>24716）。900位受邀者中有596位患者参加了临床检查，中度至重度种植体周炎（定义为存在BoP、溢脓和种植体周骨丧失>2mm）的患病率为14.5%（Derks等，2016a）。

最近，一项随访21～26年的病例系列研究报告了种植体周黏膜炎和种植体周炎的患病率。在这项研究中，294位采用种植修复的患者中有86位在平均23.3年后再次接受检查。结果表明，54.7%患者被诊断为种植体周黏膜炎，22.1%患者被诊断为种植体周炎（Renvert等，2018a）。

另一项大型研究——评估了在美国牙科学校接受治疗的患者的电子健康记录，以骨丧失>2mm作为种植体周炎的诊断标准，患病率为35%（Kordbacheh Changi等，2019）。

总之，种植体周疾病的广泛流行是显而易见的。报告的差异可能来源于多种影响因素，例如使用的定义和临界值、检查的时间点、报告的水平（即基于种植体水平还是患者水平）、患者样本对牙周支持治疗（SPT）的依从性以及患者样本和种植位点的特征，这使研究之间的比较变得困难。

5.1 种植体周疾病患病率报告的影响因素

由于缺乏明确的临界值来定义种植体周疾病，因此在针对疾病患病率的研究中出现了大量不同的病例定义标准。

2012年第八届欧洲牙周病学研讨会（EWP）的共识报告强调了基于患者水平报告种植体周疾病患病率的重要性，而不是在种植体水平（Sanz和Chapple，2012）。在一项评价种植体周疾病患病率、发病率和风险因素相关研究的研究质量的系统评述中，强调了一些研究中缺乏基于患者水平的分析（Tomasi和Derks，2012）。

此外，不同的研究中使用了不同的临界值和参考时间节点来评价边缘骨丧失，导致对研究人群的比较变得困难。Derks和Tomasi（2015）的系统评述也反映了这一点，其中一项研究将病例定义为边缘骨丧失>4mm，报告的种植体周炎患病率为1%（Zetterqvist等，2010），而另一项研究将边缘骨丧失的临界值定为0.4mm，导致种植体周炎患病率为47%（Koldsland等，2010）。

在一项对随机选择的588位瑞典公民进行的横断面研究中，种植体周炎被定义为探诊出血（BoP）和/或溢脓以及边缘骨丧失>0.5mm（Derks等，2016a）。在该研究中，种植体负荷9年后，基于患者水平的种植体周炎患病率为45%（Derks等，2016a）。边缘骨丧失>2mm即被定义为中度至重度种植体周炎，患病率为14.5%（Derks等，2016a）。

在大多数关于种植体周疾病患病率的研究中还观察到一点，即这些分析是基于来自大学或私人诊所的便利患者样本，纳入的患者数量有限，而不是基于大规模随机选择的队列样本（Roos-Jansåker等，2006a；Tomasi和Derks，2012）。这种局限性可能导致选择偏倚，并影响到种植体周疾病的真实患病率的外在有效性。在关于种植体周疾病患病率的研究中，只有少量研究同时包括了在私人和大学机构中治疗的患者（Derks等，2016a；Schwarz等，2017a；Renvert等，2014）或以随机选择的人群为样本（Derks等，2016a）。

在一项为期10年前瞻性研究中，以因牙周炎而接受治疗的患者为研究对象，没有定期接受牙周支持治疗（SPT）的患者与定期接受SPT的患者相比，探诊出血（BoP）的种植位点比例明显更高，种植位点的平均最深探诊深度（PD）更大，至少有一个位点PD≥6mm的种植体比例更高（Roccuzzo等，2014）。

然而，与仅接受牙周治疗而未接受种植修复的患者相比，在牙周治疗后接受种植修复的患者对预约的SPT治疗表现出更高的依从性（Cardaropoli和Gaveglio，2012）。

最近的一项系统评述报告了可能导致患者不遵循SPT的患者相关因素（Amerio等，2020）。年龄、性别和社会经济状况并不能有效预测患者对SPT的依从性。有牙周炎治疗史的患者更有可能遵循SPT，但吸烟者的依从性水平较低。该评述还表明，患者反映的不遵循SPT的主要原因是缺乏了解和动力（Amerio等，2020）。

最后，一项包括8个病例系列研究的系统评述表明，在平均随访至少10年后，与位于天然骨中的种植体相比，位于骨增量部位的种植体可能会有更高的种植体周炎比例（17.8%比10.3%）和种植体脱落比例（3.6%比2.5%）（Salvi等，2018）。然而，这些差异在统计学上并不显著。由于患者样本、材料、骨增量手术以及种植设计的外科方案不同，应谨慎解读所报告的比例（Salvi等，2018）。

总之，不难预料，在2017年国际研讨会（Berglundh等，2018a）上提出并在第2章中概述的种植体周疾病与状况的新分类将有助于病例定义标准化，最大限度地减少流行病学数据报告上的差异，从而能够在全球范围内更一致地描述种植体周疾病的流行情况。

5.2　种植体周疾病的发生和发展

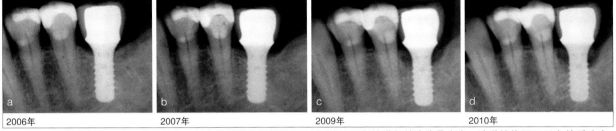

图1a~d　下颌左侧第一磨牙种植位点。根尖放射线片显示从2006年到2010年的进行性边缘骨丧失。该种植体于2010年接受治疗

种植体周黏膜炎可能持续较长时间，但不发展为种植体周炎。由于明显的伦理原因，不可能在实验条件下研究人的种植体周黏膜炎向种植体周炎的转化。

评估从种植体周黏膜炎向种植体周炎的转变需要检测边缘骨丧失的早期迹象。通过纵向回顾性研究，我们可以根据放射线片中种植体周炎的发展模式来确定其发生时间。

在一项回顾性研究中进行了这样的评估，该研究采用随机样本，纳入了596位患者，这些患者均接受长达9年的临床和影像学随访检查（Derks等，2016）。以修复后1年时拍摄的放射线片为基线，与这9年内复查时的放射线片进行对比，评估种植体周边缘骨丧失。在发生种植体周炎的患者中，81%患者在修复后的3年内即有一颗或多颗种植体出现可检测到的骨丧失迹象（即至少0.5mm）。只有4%患者在基线后5年才发生种植体周炎。

这项研究的结果清楚地表明，种植体周炎发生于种植体负荷后的早期，并且疾病的发展遵循非线性加速模式（Derks等，2016b）（图1a~d和图2a~c）。如果不进行治疗，种植体周炎可能会迅速进展，导致骨结合完全丧失（图3）。种植体周炎的发展似乎比牙周炎更快。

这反过来强调了种植体周炎早期诊断和实施治疗的重要性。

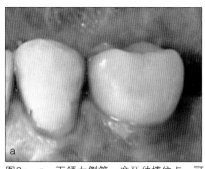 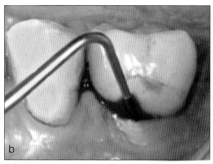 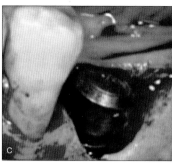

图2a～c 下颌左侧第一磨牙种植位点。可见探诊出血，术中可见种植体周环形骨内型缺损（2010年）

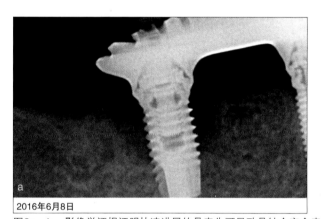 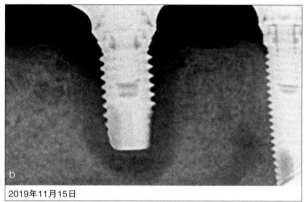

图3a，b 影像学证据证明快速进展的骨丧失可导致骨结合完全丧失。该患者拒绝治疗种植体周炎。（a）2016年的根尖放射线片显示下颌右侧第二磨牙种植位点的边缘骨丧失。（b）2019年的根尖放射线片显示3年后的进行性骨丧失，导致下颌右侧第二磨牙种植位点的骨结合完全丧失

6　种植体周疾病的风险因素

L. J. A. Heitz-Mayfield, G. E. Salvi

识别出与种植体周炎进展有关的风险因素对于疾病的预防与治疗至关重要。

在评估风险时，真正的风险因素被定义为"通过时间进展确定的环境、行为或生物因素，通常从纵向研究中发现，该因素的存在会直接增加某种疾病的发病概率，去除该因素则发病概率降低"（Genco，1996）。为了确定疾病的真正风险因素，需要进行纵向设计的干预性研究。现有的大多数针对种植体周疾病的研究都是横断面或回顾性的观察性研究，因此"风险"一词指的是与疾病相关的因素，也称之为风险指标或潜在/假定的风险因素。在风险评估中，应包括可靠的多变量分析，以调整可能的混杂因素带来的影响。

6.1 种植体周黏膜炎的风险指标

临床前动物实验和人体试验研究提供了有力的证据，证明了生物膜积聚是种植体周黏膜炎的主要病因。临床研究清楚地表明，生物膜积聚与种植体周黏膜炎的存在呈剂量依赖关系（Ferreira等，2006；Roos-Jansåker等，2006b；Konstantinidis等，2015）。宿主的反应可能因人而异，环境和患者特异性风险指标的作用已有横断面研究进行了探讨。吸烟（Karbach等，2009；Roos-Jansåker等，2006b；Rinke等，2011）和放疗（Karbach等，2009）已被确定为种植体周黏膜炎的风险指标。糖尿病、角化龈缺乏和粘接剂残留可能会影响病情；然而，这些潜在风险指标需要进一步的证据来证明（Heitz-Mayfield和Salvi，2018；Renvert和Polyzois，2015）。

6.2　种植体周炎的风险指标

2017年牙周和种植体周疾病与状况分类的国际研讨会上得出结论，有强有力的证据表明，有牙周炎病史、牙菌斑控制不良和种植治疗后缺乏定期支持治疗的患者发生种植体周炎的风险增加。证明吸烟和糖尿病作为潜在风险因素的数据被认为不具有说服力。要证明龈下粘接剂、不便清洁的种植体位置、种植体周缺乏角化黏膜等因素与种植体周炎的关系，证据有限且均为新近发现（Berglundh等，2018a）。其他因素，包括过度负荷、钛颗粒的存在、骨挤压坏死、过热、微动和生物腐蚀等，尚不能确定为种植体周炎的风险指标（Berglundh等，2018a）。此外，没有证据支持存在非牙菌斑诱导的种植体周炎。

大多数关于种植体周炎风险的研究来自对接受种植体周炎治疗患者的小型便利样本的横断面研究。然而，有2项大型观察性研究对接受种植治疗的随机患者样本进行了风险评估（Derks等，

2015；Kordbacheh Changi等，2019；Derks等，2016a）。第一项研究利用了瑞典社会保险机构登记的全国数据，从2003—2004年接受种植修复的瑞典患者中随机选取了大量样本（Derks等，2016a）。从800多位医生那里收集了2765位患者的临床记录。治疗9年后，596位患者接受了临床检查。中度至重度种植体周炎（定义为探诊时出血或溢脓，骨丧失>2mm）普遍存在，14.5%患者都患有该疾病。

通过多水平分析确定了一些与中度至重度种植体周炎相关的患者和种植体相关因素（Derks等，2016a）。第9年进行检查时的牙周状况（存在牙周炎）、种植体植入数量（≥4）和位于下颌的种植体被认为与种植体周炎的风险增加有关。该研究还发现，由全科医生而非修复专业医生制作修复体以及基线时修复体边缘距离牙槽嵴顶≤1.5mm等因素与种植体周炎相关（Derks等，2016a）。

第二项研究对美国一所牙科学校的患者的电子口腔健康记录进行了回顾性分析（Kordbacheh Changi等，2019）。以3.5年内接受种植治疗的所有患者（2127位患者共6129颗种植体）为经过验证的参照队列。随机抽取10%患者，检查种植术后至少2.5年的电子口腔健康记录，以评估是否存在影像学上的骨丧失，如果种植体存在进行性边缘骨丧失，则复核电子健康记录，以明确种植体周炎的诊断。种植体周炎的患病率高达34%（患者水平）。一项巢式病例对照分析确定了潜在风险因素，该研究将患有种植体周炎的种植体与无种植体周炎相关风险因素的个体的种植体随机匹配。多重条件逻辑回归确认了有两个医源性因素在统计学上与种植体周炎相关：首先是适合性差的固定修复体（OR：5.9；95%CI：1.6～21.1），其次是粘接固位的修复体（OR：4.5；95%CI：2.1～9.5），此外还包括影像学确诊的牙周炎（OR：3.6；95%CI：1.7～7.6）。与瑞典的研究类似（Derks等，2016a），这项研究没有将吸烟确定为一个风险因素。笔者认为可能是因为患者在医疗机构中少报吸烟习惯，以及由于吸烟和牙周炎之间的相关性，吸烟的解释变量作用已包含在"具有牙周炎的影像学表现"这一因素中（Kordbacheh Changi等，2019）。

从修复的角度来看，种植体支持式修复体的设计不利于清洁时，易发生种植体周炎（Serino和Ström，2009；Katafuchi等，2018；Yi等，2020）。在一项评估影像学的研究中，发现种植体支持式修复体的穿龈角度和穿龈轮廓（凸/凹）与种植体周炎的存在有关（Katafuchi等，2018；Yi等，2020）。该研究分析了由软组织水平或骨水平种植体支持式粘固位和螺钉固位修复体的影像学表现。据报道，在轮廓外凸和穿龈角度＞30°的骨水平种植体支持式修复体中，种植体周炎的患病率为37.8%（Katafuchi等，2018）。相比之下，软组织水平种植体的种植体周炎的患病率与穿龈角度或穿龈轮廓无关（Katafuchi等，2018）。这些结果表明，由骨水平种植体支持的具有过凸外形轮廓的修复体可能阻碍正常的牙菌斑控制，并增加发生种植体周炎的风险。

表1　潜在风险因素总结及证明其与种植体周炎相关的参考文献范例

风险因素/指标	低	中	高	支持证据 参考文献范例
患者				
牙周炎病史	无		有	Derks 2016, Kordbacheh Changi 2019, Karoussis 2003, Ferreira 2006, Roccuzzo 2010, Costa 2012
骨丧失（BL）/年龄	≤ 0.5	0.5 ~ 1	> 1	Kordbacheh Changi 2019, Roos–Jansåker 2006
牙周炎易感性	1期 A/B级	2期 A/B级	3期 C级	Cho–Yan Lee 2012, Derks 2016 Kordbacheh Changi 2019
BoP %	< 10%	10% ~ 25%	> 25%	Roos–Jansåker 2006, Luterbacher 2000, Costa 2012, Vignoletti 2019
PD≥5mm的数量	≤2	3 ~ 6	> 6	Pjetursson 2012, Cho–Yan Lee 2012, Ferreira 2006, Koldsland 2011, Costa 2012
牙周支持治疗（SPT）	遵循	≤6个月	偶尔/不	Costa 2012, Roccuzzo 2010,2012, Monje 2017, Ferreira 2006, Aguirre–Zorzano 2015
健康状况	良好		受损	Ferreira 2006, Renvert 2014
吸烟（支）	0	1 ~ 19	≥20	Roos–Jansåker 2006, Rinke 2011, Schwarz 2017
修复体				
可清洁性	良好	适合性差，但修复体边缘位于龈上	无法进行清洁	Kordbacheh Changi 2019, Serino & Ström 2009, Heitz–Mayfield 2012, Katafuchi 2018
适合性/设计	适合性好		适合性差	Kordbacheh Changi 2019
龈下粘接剂残留	螺钉固位		粘接固位	Kordbacheh Changi 2019, Linkevicius 2013, Wilson 2009, Korsch 2015
修复体边缘到牙槽嵴顶的距离	软组织水平	1.5mm	< 1.5mm	Derks 2016
种植位点				
角化黏膜	充足 （≥2mm）	极少 （<2mm）	缺如	Souza 2016, Ladwein 2015, Roccuzzo 2016

　　表1为潜在风险因素总结及证明其与种植体周炎相关的参考文献范例。指出了各种患者相关、种植位点相关和修复体相关因素的风险强度（低、中、高）与证据强度。有大量证据支持的因素用深色表示，而证据有限、新出现或不确定的因素用浅色显示。

6.3 种植体疾病风险评估（IDRA）工具

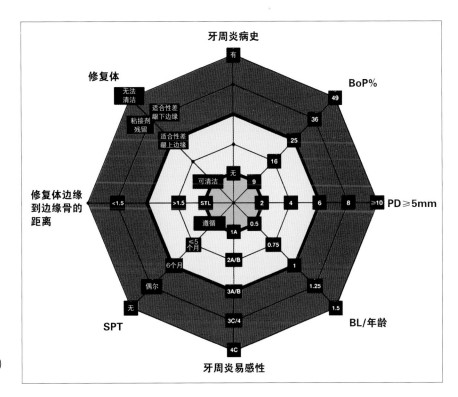

图1　种植体疾病风险评估（IDRA）
功能图。STL，软组织水平

最近，一篇新颖的治疗理念文献介绍了一种风险评估工具，即种植体疾病风险评估工具（Heitz-Mayfield等，2020）。该工具是由8个参数组成的功能图，每个参数都记载着与种植体周炎相关的证据（图1）。

各参数如下：

- 牙周炎病史。
- 探诊出血（BoP）阳性的种植体和天然牙位点的百分比。
- 探诊深度（PD）≥5mm的天然牙/种植体数量。
- 牙周骨丧失（BL）（根据影像学评估）与患者年龄的比值。
- 牙周炎易感性：根据2017年牙周和种植体周疾病与状况分类的国际研讨会上的分期和分级所判定（Tonetti等，2018）。

- 牙周支持治疗（SPT）的频率。
- 种植体支持式修复体边缘到边缘骨的距离。
- 修复体相关因素，包括可清洁性和适合性。

　　每个矢量都有一个风险等级（低度、中度或高度），当结合起来时，就可以计算出患者的总风险。利用IDRA功能图所做出的综合评估确定了是否需要对可变风险因素进行干预。此外，与患者沟通风险等级时，也可以利用IDRA功能图。

　　可在种植术前的治疗规划阶段就纳入IDRA（从一开始就将风险降至最低）；作为一种教育/沟通工具，在种植术前和支持治疗阶段告知患者他们的个体风险；并作为指导，帮助临床医生确定需要的预防性维护措施。IDRA将帮助临床医生降低可改变的风险，弥补不可改变的风险，最终使患者获益。

　　为了验证这个风险评估工具的有效性，针对不同风险特征人群的回顾性和/或前瞻性研究正在进行中，就像当时对牙周风险评估工具（PRA）的验证那样（Lang和Tonetti，2003；Lang等，2015）。最近报告了一项回顾性研究结果，该研究纳入了79位接受牙周炎治疗和种植体支持式固定修复（FDP）治疗的患者（De Ry等，2021）。其中34位患者具有中度IDRA风险，而345位患者被认为具有高度IDRA风险。中度和高度IDRA风险中分别有4位患者（12%）与12位患者（27%）被诊断有种植体周炎。与中度IDRA风险患者相比，高度IDRA风险患者发生种植体周炎的比值比为2.727，两组之间无统计学显著性差异。在这项回顾性研究的研究条件下，IDRA算法可能是一个有前景的工具，用于评估有中度或高度风险发展为种植体周炎的患者（De Ry等，2021）。

　　以下举例说明了具有低度（图2a～d）、中度（图3a～e）和高度（图4a～e）IDRA风险的患者。可以从http://www.ircohe.net/IDRA网站下载IDRA工具，该工具是开源数据。

低度IDRA风险患者（图2a～d）
- 患者没有牙周炎病史；下颌右侧第一磨牙牙齿脱落的原因是牙齿折裂。
- 患者牙周健康，全口出血指数（FMBS）<9%，所有位点探诊深度（PD）<5mm。
- 患者遵循专业支持治疗，每6个月进行一次维护。
- BL/年龄比值<0.5。
- 植入Straumann软组织水平种植体，修复体边缘距离边缘骨1.8mm。
- 患者和牙医均可清洁修复体。

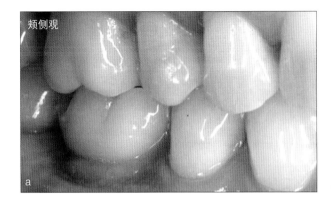

颊侧观
a

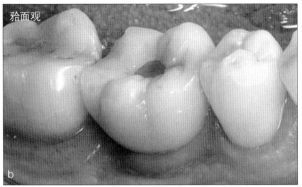

𬌗面观
b

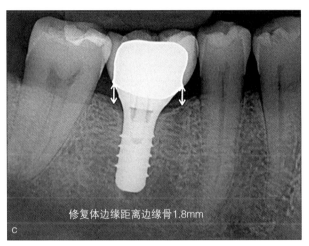

修复体边缘距离边缘骨1.8mm
c

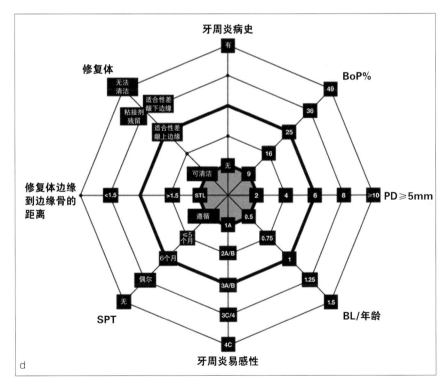

d

图2a~d 低度IDRA风险患者。（a）下颌右侧第一磨牙位点种植体支持式单冠，颊侧观。（b）下颌右侧第一磨牙位点种植体支持式螺钉固位单冠，𬌗面观。（c）下颌右侧第一磨牙种植位点的根尖放射线片。（d）IDRA功能图显示所有参数都属于低度风险

中度IDRA风险患者（图3a～e）

- 患者有牙周炎病史，且牙齿脱落的原因是牙周炎。

- 患者牙周炎3期A级，全口出血指数（FMBS）为9%，有2个位点的探诊深度（PD）为5mm。

- 患者遵循专业支持治疗，每3～4个月就诊一次。

- BL/年龄比值<0.5。

- Straumann软组织水平种植体取代缺失的下颌左侧第一磨牙，修复体边缘距离边缘骨1.8mm。

- 患者和牙医均可清洁修复体；修复体边缘齐龈。

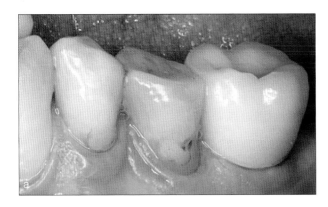

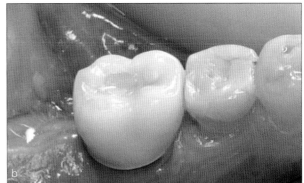

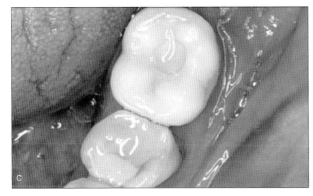

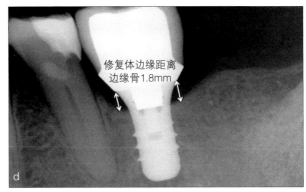

修复体边缘距离
边缘骨1.8mm

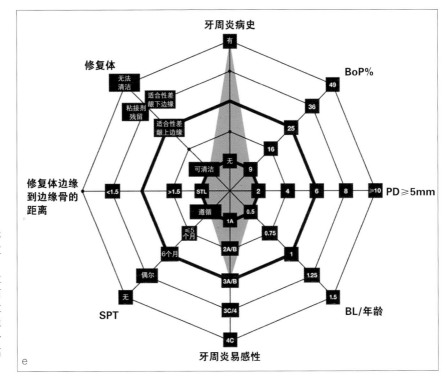

图3a~e 中度IDRA风险患者。（a）下颌左侧第一磨牙位点种植体支持式单冠，颊侧观。（b）下颌左侧第一磨牙位点种植体支持式单冠，舌侧观。（c）下颌左侧第一磨牙位点种植体支持式螺钉固位单冠，𬌗面观。（d）下颌左侧第一磨牙种植位点的根尖放射线片。（e）IDRA功能图显示有6个参数属于低度风险，1个参数属于中度风险，1个参数属于高度风险

高度IDRA风险患者（图4a～e）

- 患者有牙周炎病史，牙齿脱落的原因是牙周牙髓联合感染。
- 患者牙周炎3期B级，全口出血指数（FMBS）为25%，有12个位点的探诊深度（PD）> 6mm。
- BL/年龄比值>1.5。
- 患者未遵循专业支持治疗。
- 修复体边缘距离边缘骨>1.5mm；患者下颌右侧第二前磨牙位点可见制作粗糙、适合性差的种植体支持式单冠。

为该患者提供了以下治疗，以降低种植体周炎的风险。

- 与病因相关的治疗，包括非手术清创和口腔卫生指导，然后进行牙周重新评估。
- 参与定期支持治疗计划（每4个月一次）。
- 去除种植体支持式牙冠，安装愈合帽。
- 为下颌右侧第二前磨牙种植位点制作一个新的螺钉固位单冠。

重新进行了一次IDRA评估，高度风险的参数减少，从而降低了患者总体风险状况（图5a～e）。

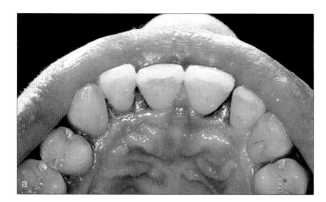
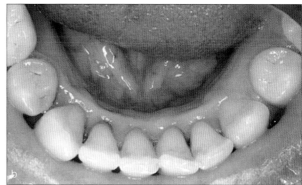
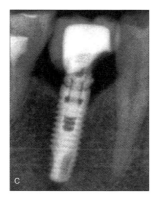
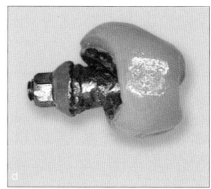
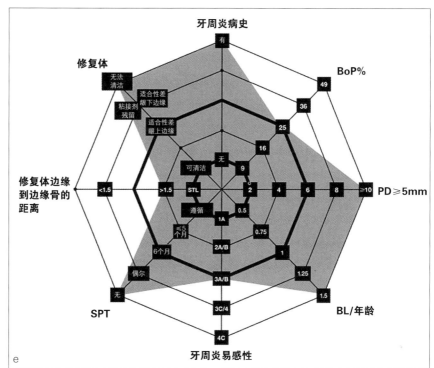

图4a～e 高度IDRA风险患者。（a）上颌牙弓的腭侧观。（b）下颌牙弓的舌侧观。（c）下颌右侧第二前磨牙种植位点的根尖放射线片。（d）去除的牙冠和基台，可见轮廓不良。（e）IDRA功能图显示有5个参数属于高度风险，3个参数属于中度风险

风险降低后的概况（图5a ~ e）

- 依然存在牙周炎病史。
- 对患者3期B级的牙周炎进行了治疗，全口出血指数（FMBS）<9%，所有位点探诊深度（PD）<5mm；患者遵循了我们所提出的每4个月定期维护治疗的计划。
- BL/年龄比值仍然>1.5。
- 新的种植体支持式修复体适合性好，螺钉固位，可清洁。
- 修复体边缘距离边缘骨>1.5mm。
- 如IDRA功能图所示，由于可变风险因素的改变，风险等级已经降低。

Open-access article Implant Disease Risk Assessment IDRA—a tool for preventing peri-implant disease by Heitz-Mayfield and coworkers (2020).

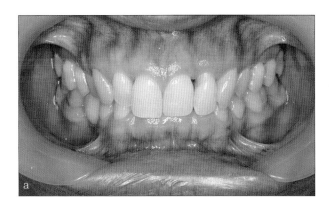
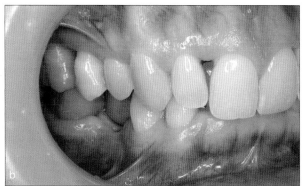
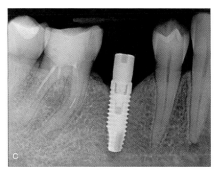
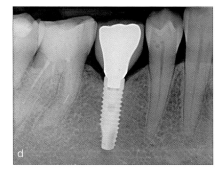
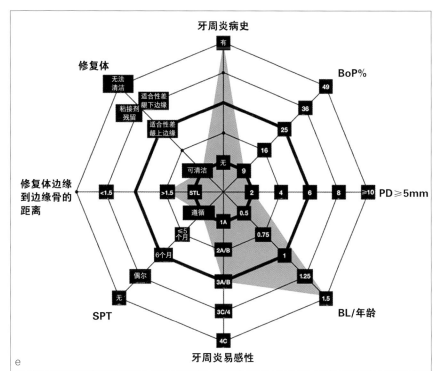

图5a～e 风险降低后的概况。
（a）牙周治疗后的临床照片。（b）
去除牙冠后的临床照片。（c）下颌
右侧第二前磨牙种植位点的根尖放射
线片，戴有愈合帽。（d）下颌右侧
第二前磨牙种植位点载入牙冠后的根
尖放射线片。（e）IDRA功能图显示
有2个参数属于高度风险，4个参数属
于低度风险，2个参数属于中度风险

7 种植体周黏膜炎

L. J. A. Heitz-Mayfield, G. E. Salvi

7.1　种植体周黏膜炎的发生和发展

种植体周黏膜炎是由健康的种植体周黏膜随着种植体周牙菌斑生物膜的积聚发展而来的。种植体周黏膜炎的主要临床特征是探诊出血（BoP）（Heitz-Mayfield 等，Salvi，2018）。

使用实验诱导的种植休周黏膜炎动物模型，种植体周由健康向黏膜炎的转变得到了广泛的研究（Berglundh等，1992；Ericsson等，1992；Ericsson等，1995；Abrahamsson等，1998）。此外，有研究还比较了实验诱导的种植体周黏膜炎和牙龈炎之间的组织病理学相似性与差异性（Lang等，2011）。

尽管在一个为期3周的细菌感染实验中，观察到了牙龈和种植体周黏膜之间具有类似的宿主反应（Berglundh等，1992），但是当在实验条件下允许生物膜积聚长达9个月时，与牙龈相比，种植体周黏膜中炎性浸润的大小和根向扩张范围均更大（Ericsson等，1992；Ericsson等，1995）。这表明，与天然牙周围相比，机体对种植体周的长期细菌感染有更强的宿主反应。

在实验条件下动物犬的生物膜积聚超过5个月，学者研究了不同几何形状和尺寸的种植体系统（ITI Dental Implant System，Astra Tech Dental Implant System，Brånemark System）种植体周黏膜炎症病变的位置与组成（Abrahamsson等，1998）。该研究结果显示，3个种植体品牌周围存在类似的炎症病变组成和扩展范围，这表明宿主对细菌感染的反应独立于种植体系统（Abrahamsson等，1998）。

在人体试验条件下也研究了生物膜积聚对种植体周黏膜炎发展的影响（Pontoriero等，1994；Zitzmann等，2001；Schierano等，2008；Salvi等，2012；Schincaglia等，2017；Meyer等，2017；Chan等，2019）。

总体而言，这些研究的结果表明，经过一段时间良好的口腔卫生维护，可以获得健康的种植体周状况。在预实验阶段，患者停止了3周的口腔卫生维护。在这段实验性生物膜积聚时期之后，所有研究均观察到种植体周软组织炎症的发展，这表明了一种直接的因果关系（Pontoriero等，1994；Zitzmann等，2001；Schierano等，2008；Salvi等，2012；Schincaglia等，2017；Meyer等，2017；Chan等，2019）。

在健康的临床情况下，经过3周的实验性生物膜积聚后，种植体和天然牙周围的组织活检发现，天然牙和种植体周结缔组织中T与B淋巴细胞增多（Zitzmann等，2001）。此外，在比较牙龈和种植体周黏膜的活检时，发现炎性浸润的范围和几种免疫细胞群的数量没有显著差异（Zitzmann等，2001）。

7.2　种植体周黏膜炎可逆吗？

实验性生物膜积聚和实验性种植体周黏膜炎发展之间的真正因果关系，应当包括有可逆性恢复至实验前黏膜健康水平的证据。

Salvi等（2012）的一项研究结果表明，在恢复口腔卫生习惯3周之后，与实验性牙龈炎相比，实验性种植体周黏膜炎的临床症状明显减轻但仍然存在。然而，实验性种植体周黏膜炎的消除是在生物标志物水平上实现的，即宿主龈沟液生物标志物下降至实验前水准（Salvi等，2012）。这些发现表明，人体实验性种植体周黏膜炎临床上消除可能需要超过3周的时间（Salvi等，2012）。

另一项人体试验研究的结果表明，在恢复生物膜控制3周后，≥70岁患者的所有临床参数恢复到了实验前水平，证明了在老年受试者中实验性种植体周黏膜炎的可逆性（Meyer等，2017）。

最近，人体试验研究了穿黏膜种植体的植入深度对消除实验性种植体周黏膜炎的影响（Chan等，2019）。在恢复口腔卫生习惯的前3周内，与植入深度≤1mm的种植体周相比，植入深度≥3mm的种植体的黏膜炎消退延迟且幅度更小（Chan等，2019）。

当深度≥3mm时，需要拆除修复体和专业的口腔外清洁，才能使实验性种植体周黏膜炎恢复到实验前水平（Chan等，2019）。

总之，实验性牙菌斑生物膜积聚与种植体周黏膜炎发展之间的因果关系已经在人体中得到证实。此外，临床研究结果表明，一旦恢复生物膜控制，宿主生物标志物水平上实验性种植体周黏膜炎是可逆的，但是，完全逆转炎症的临床症状则很难实现。

7.3 种植体周黏膜炎的治疗

种植体周黏膜炎的治疗目的是消除炎症和防止种植体周炎的发生。根据临床实验研究的结果，种植体周黏膜炎的治疗需要去除种植体周生物膜，以消除炎症并实现种植体周健康（见第8章图6）。

如果可以取下种植体支持式修复体，那么就可以使用手动工具和器械仪器专业去除种植体与基台表面的生物膜，例如钛涂层和碳纤维刮治器、抛光杯/刷、超声装置和气压喷砂系统（Jepsen等，2016）。

最近的一项研究表明，按需对修复体轮廓进行修形以改善清洁通道，对减少种植体周黏膜炎具有显著影响（de Tapia等，2019a）。

一项为期3个月的随机安慰剂对照临床试验的结果表明，采用钛涂层和碳纤维刮治器进行机械清创，联合高标准的患者自我生物膜控制，约38%患者/种植体周黏膜炎的症状完全消除（Heitz-Mayfield等，2011）。此外，接受种植体周黏膜炎治疗后，与种植修复体边缘位于龈下相比，种植修复体边缘位于龈上的患者探诊深度降低更显著（Heitz-Mayfield等，2011）。

最近，我们比较了振荡壳聚糖刷与钛涂层刮治器治疗种植体周黏膜炎的疗效。在6个月的随访中，两种治疗方式的BoP指数均较基线水平显著降低（Wohlfahrt等，2019）。

总体而言，临床研究发现不同的机械去除生物膜的治疗方式在探诊深度和降低BoP方面无统计学差异，包括声波/超声波设备、振荡刷、钛刮治器、甘氨酸粉末喷砂、带有抛光膏的橡胶杯（Riben-Grundström等，2015；Blasi等，2016；Wohlfahrt等，2019）。

由于仅通过机械清创术去除牙菌斑生物膜可能不足以消除种植体周黏膜炎，因此评估了几种辅助治疗方式。这些治疗包括辅助应用抗菌剂（Antiseptics）（Heitz-Mayfield等，2011；Menezes等，2016；Hallström等，2017；Pulcini等，2019）、全身应用抗生素（Hallström等，2012）、益生菌（Flichy-Fernandez等，2015；Hallström等，2016；Pena等，2019）、激光照射（Aimetti等，2019）、应用釉基质衍生物（Kashefimehr等，2017）和次氯酸钠凝胶（Iorio-Siciliano等，2019）。

上述临床研究结果表明，虽然临床上可能会有所改善，但黏膜炎症的完全消除仍然难以实现，与单独使用机械清创术相比，辅助治疗没有提供显著的临床效益。此外，由于不良反应的风险和缺乏显著的辅助作用（包括抗生素耐药性的发展），不推荐辅助全身使用抗生素治疗种植体周黏膜炎。

因此，种植体周黏膜炎的处理标准包括定期监测和专业机械去除生物膜（Jepsen等，2015；Schwarz等，2015a），以及患者自我进行最佳水平的生物膜控制（Salvi和Ramseier，2015）（见第8章图6和临床病例表现；第12.1章节，"修复体边缘位于龈下的种植体周黏膜炎的治疗效果"；第12.2章节，"粘接固位修复体未就位引起的种植体周黏膜炎"；第12.3章节，"氧化锆种植体周黏膜炎的治疗"）。

8 种植体周炎

L. J. A. Heitz-Mayfield, G. E. Salvi

8.1　发病机制

8.1.1　临床前实验模型

　　种植体周炎的发病机制已在动物实验模型中进行了研究，龈下骨结合种植体周缠绕结扎丝引起生物膜积聚时，就会出现组织活跃分解的阶段。然后去除结扎丝，并持续一段时间的生物膜积聚，在此期间，疾病可能会进一步自然发展（Lindhe等，1992；Lang等，1993；Albouy等，2009；Zitzmann等，2004）。这些实验研究中描述的种植体周炎病变的组织学特征包括广泛的炎性浸润延伸至袋内上皮的根方，并且浆细胞的比例和数量上升。病变还以脓液层和生物膜层为特征，位于袋内上皮附近或根方。在种植体表面周围经常可见凹坑状骨缺损，同时伴随破骨细胞的存在，表明有活跃的组织破坏（Albouy等，2009）。

　　Zitzmann等（2004）对实验诱导的种植体周炎观察了12个月，显示了大多数种植体周病变的自然发展过程。实验性种植体周炎是通过放置结扎丝和牙菌斑积聚引起的，直到丧失约40%支持骨高度为止。去除结扎丝后，但牙菌斑堆积需要再持续12个月。在12个月的观察期内有数颗种植体脱落，而在大多数剩余的种植体中，发生了不同程度的骨丧失。所有种植位点的黏膜都存在延伸至袋内上皮根方的炎症病变。在一些位点可见种植体周组织中破坏性炎症病变有所缓解，但大多数位点仍显示病变发展（Zitzmann等，2004）。

　　使用自然发展模式的动物研究表明，种植体周疾病的发展受种植体表面特性的影响，相对于非改良的机械光滑表面，改良的中度粗糙表面种植体发生的组织分解更明显（Albouy等，2012；Carcuac等，2013）。

8.1.2　人体组织病理学

　　在人体活检中已经研究了自然发生的种植体周炎病变的组织病理学特征，但是出于伦理原因，很少获得骨成分（Berglundh等，2011；Wilson等，2015；Sanz等，1991；Cornelini等，2001；Gualini和Berglundh，2003；Bullon等，2004；Berglundh等，2004；Carcuac和Berglundh，2014）。虽然没有与种植体周炎相关的特异性微生物或特定的促炎细胞因子，但在邻近溃疡袋内上皮的种植体表面可见非特异性的种植体周生物膜。

由于显而易见的伦理原因，从种植体周黏膜炎到种植体周炎的发展很难进行研究。然而，人体组织活检显示种植体周黏膜炎病变和种植体周炎病变之间（Gualini和Berglundh，2003），以及在种植体周炎和牙周炎病变之间（Carcuac和Berglundh，2014），组织病理学有明显的差异。

种植体周炎病变的浸润结缔组织（ICT）超出了上皮屏障的根尖延伸，ICT中含有大量和大比例的炎症细胞及浆细胞。相比之下，种植体周黏膜炎的病变延伸不会超出种植体周袋的结合上皮。在种植体周炎病变中，炎症细胞浸润延伸到紧邻种植体周骨，不会被一层无炎症的结缔组织分开。在人体样本中，种植体周炎的病损范围是种植体周黏膜炎的2倍（Gualini和Berglundh，2003）。

8.1.3 种植体周炎骨缺损类型

在种植体周炎中经常观察到骨丧失发生，而种植体周缺损的类型则取决于周围的骨解剖结构以及邻近牙齿或种植体的距离。虽然已经提出了种植体周炎骨缺损的复杂分类（Schwarz等，2007），但在本临床指南中提供了一种更为简单的分类（Heitz-Mayfield和Salvi，2022）。

类型1：环形骨内型缺损（CID）
当牙槽骨宽大且种植体位于牙槽骨中心时，种植体周形成凹坑状环形骨内型缺损（图1）。

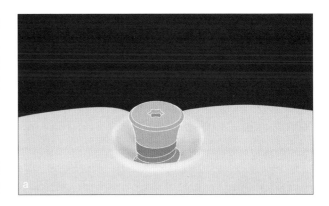

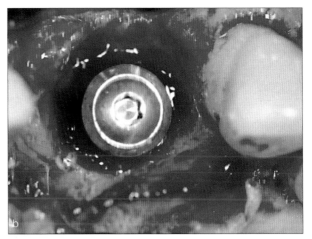

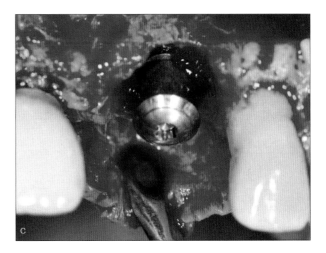

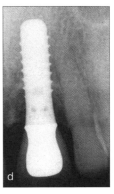

图1a~d 类型1：环形骨内型缺损

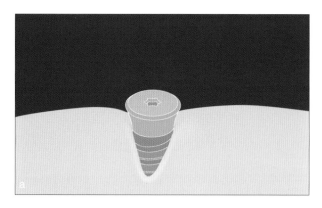

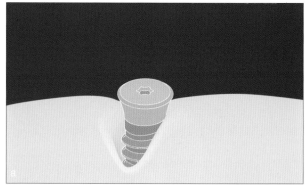

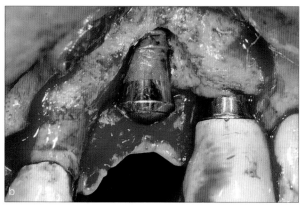

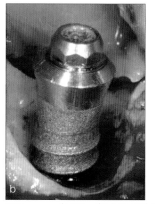

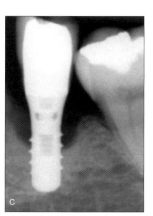

图3a～c 类型3：复合型骨缺损。裂开式骨缺损联合骨内型缺损。半环形骨内型缺损

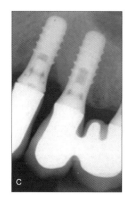

图2a～c 类型2：裂开式骨缺损。颊侧裂开式骨缺损，无骨内型缺损

类型2：裂开式骨缺损（DD）

当种植体位置偏向颊侧或舌侧时，骨丧失会导致牙槽骨相应的一侧出现裂开式骨缺损（图2）。

当牙槽骨狭窄时，种植体周骨丧失会导致颊舌侧同时出现裂开式骨缺损。

类型3：复合型骨缺损（CD）

当裂开式骨缺损和骨内型缺损同时发生时则称之为复合型骨缺损（图3）。

类型4：环形骨上型缺损（CSD）

种植体周环形水平骨丧失会导致骨上型缺损，无骨内型缺损（图4）。

类型5：邻面骨缺损（ID）

当发生种植体周炎的种植体与另一颗牙齿或种植体紧邻时，则会发生邻面骨缺损，而颊舌侧骨壁完整（图5）。

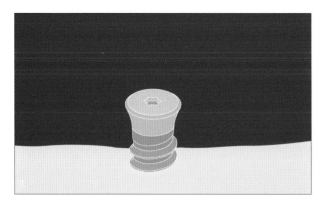

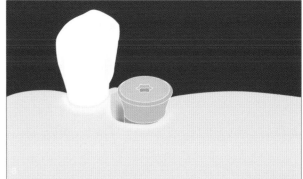

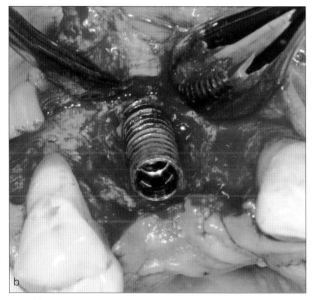

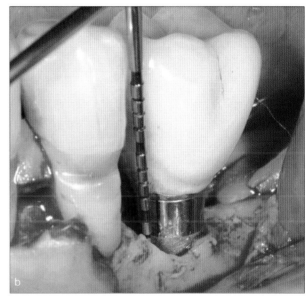

图4a~c 类型4：
环形骨上型缺损。
种植体周环形水
平骨丧失，无骨内
型缺损

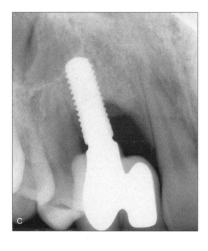

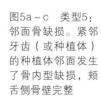

图5a~c 类型5：
邻面骨缺损。紧邻
牙齿（或种植体）
的种植体邻面发生
了骨内型缺损，颊
舌侧骨壁完整

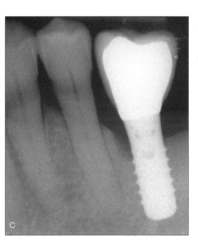

8.2 种植体周炎的治疗

由于种植体周炎病变的特殊性以及病变的发生和发展模式被描述为非线性的（Derks等，2016b），因此在诊断为种植体周炎后应立即开始治疗。根据已记载的抗感染治疗方案原则，在第五次ITI共识声明中已经对种植体周炎的非手术和手术治疗提出了建议（Heitz-Mayfield等，2014；Heitz-Mayfield和Mombelli，2014）。

图6显示了一个流程图，以协助决策治疗种植体周黏膜炎和种植体周炎。在治疗种植体周炎时，虽然目前还没有足够的证据表明一种特定的手术技术对某种特定的骨缺损类型具有优越性，但这一流程图说明了治疗的可能性。

8.2.1 非手术抗感染治疗方案

目标

种植体周炎非手术治疗的目标是消除炎症，实现种植体周的健康。非手术治疗包括机械去除修复体、基台及种植体表面的牙结石和生物膜沉积物，并提供个性化口腔卫生指导（图6）。虽然非手术治疗可以成功地消除早期的种植体周炎，但是骨丧失的程度和较大的探诊深度限制了生物膜去除的入路，很难实现炎症的彻底消除。虽然如此，非手术治疗应始终被考虑为治疗的第一阶段，以降低炎症水平和提高手术治疗前患者的口腔卫生水平（Heitz-Mayfield等，2014）。

降低风险因素

在诊断为种植体周炎后，如果存在可改变的风险因素，应当减少这些风险（图6）。这可能包括治疗牙周炎消除≥5mm的牙周袋与探诊出血，改良种植体支持式修复体，以便患者自我维护和专业的生物膜控制。患者可能需要一个小的修改调整，以改善口腔卫生辅助工具的使用通道，比较大的调整包括重新设计和制作修复体以消除牙菌斑堆积因素及改善通道。识别和纠正或更换修复体相关因素应该在进一步的病因相关治疗之前完成，例如拧松固位螺钉或去除龈下残留粘接剂。也应该考虑处理和减少潜在的风险因素，包括吸烟和未控制的糖尿病（Heitz-Mayfield等，2014）。

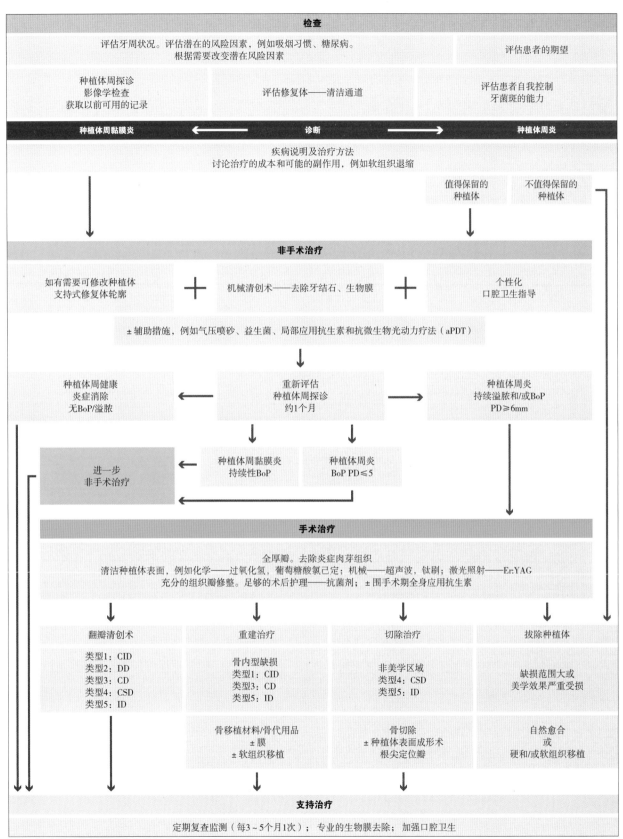

图6　治疗种植体周黏膜炎和种植体周炎的辅助决策流程图

自我去除生物膜的口腔卫生措施

使用手动或电动牙刷自我去除生物膜的口腔卫生措施对种植体支持式修复体是有效的（Allocca等，2018）。研究评估了各种牙缝刷，发现也是有效的（Chongcharoen等，2012）。选择合适的口腔卫生辅助工具应根据每位患者进行制订，包括使用牙线或牙缝刷。

机械去除生物膜

手动器械可用于去除龈上和龈下的牙结石及生物膜沉积物，包括钢、钛、碳纤维，或塑料刮治器，和/或具有各种工作尖的超声波仪器。建议使用对种植体或基台表面造成最小改变的器械。在器械深入种植体周袋时应小心谨慎，以避免损坏软组织或器械断裂。

Er:YAG（掺铒：钇、铝和石榴石）激光作为一种单一疗法或辅助疗法也被证明可用于种植体周炎的非手术治疗，但临床改善效果有限（Renvert等，2011；John等，2017）。

使用甘氨酸或赤藓糖醇粉末的气压喷砂可用于机械去除龈上和龈下的生物膜沉积物。柔性塑料工作尖可用于去除龈下生物膜。深入种植体周袋时应小心，以防止产生皮下气肿。一项荟萃分析中发现，与单独使用机械清创术或联合局部抗生素治疗，或与Er:YAG激光治疗相比，使用气压喷砂装置及甘氨酸粉末进行非手术治疗的去除生物膜可略微减少探诊出血（BoP）（Schwarz等，2015a）。

伴有辅助措施的机械去除生物膜

辅助局部应用抗菌剂已被证明可改善临床状况，包括应用葡萄糖酸氯己定溶液/凝胶、葡萄糖酸氯己定片、四环素纤维、米诺环素微球和含氯胺溶液。然而，与单独使用机械清创术相比，评估这些辅助疗法的随机对照试验并未证明有更大的益处（Schwarz等，2015b）。评估辅助全身应用抗生素的研究表明，虽然出现了临床效果的改善，但大多数种植体周炎病变并未完全消除（Mombelli和Lang，1992；Nart等，2020）。在随机对照研究中，与单独使用机械清创术相比，辅助全身应用抗生素（阿莫西林和甲硝唑）并未显示出任何额外的治疗效果（Shibli等，2019；De Waal等，2021）。因此，辅助全身应用抗生素对非手术治疗种植体周炎的证据有限。

8.3　重新评估

在非手术治疗后，建议在4～6周时进行重新评估，以评估种植体周组织的状况以及是否需要更进一步的治疗（Heitz-Mayfield等，2014）。如果在重新评估时临床改善的结果是探诊深度减少或炎症消除，则患者可以进入支持治疗阶段。

治疗研究表明，持续较深的探诊深度（PD≥6mm）并伴有探诊出血（BoP）是种植体周炎进一步发展的风险指标（Karlsson等，2019）。因此，如果存在持续性炎症（出血和/或溢脓）且余留探诊深度≥6mm，则建议进行手术治疗（翻瓣清创术、切除治疗或重建治疗）（Heitz-Mayfield等，2014）（图6）。

8.4 手术抗感染治疗方案

8.4.1 目的

手术治疗的主要目的是消除种植体周炎症，减少探诊深度，并防止疾病进一步发展。当使用重建治疗方法时，手术治疗的深层次目标是重建种植体周炎骨缺损并限制种植体周软组织退缩。联合使用自体骨和/或骨代用品（使用或不使用屏障膜）的重建方法的最终目标是建立骨再结合。虽然可以通过影像学评估骨结合，但评估骨再结合本质上需要组织学检查。

8.4.2 围手术期抗生素

种植体周炎的手术治疗方案通常包括在围手术期全身应用抗生素和在愈合期间使用抗菌漱口水。然而，仅有一项随机对照试验（Carcuac等，2016）评估了对全身应用抗生素的需求，该试验发现在治疗后的第1年，辅助全身应用阿莫西林对中度粗糙种植体表面的种植患者具有显著益处。但是，这种优势在3年的随访期后并不明显，因此是否有必要进行全身应用抗生素治疗有待商榷（Carcuac等，2017）。建议在愈合早期（通常2～4周）使用抗菌漱口水（葡萄糖酸氯己定），以防止生物膜积聚并实现创口最佳愈合。

8.4.3 翻瓣清创术

瓣入路（Access-flap）或翻瓣清创术（Open-flap）包括翻黏骨膜瓣和去除炎症组织，获得到达种植体表面的通道以去除牙结石/生物膜。为了充分暴露种植体周缺损和种植体表面，可能需要垂直松弛切口。去除炎症组织后，对种植体表面进行清洁（使用机械和/或化学方法，见第8.5章节）并复位和缝合黏骨膜瓣（Heitz-Mayfield等，2012）。

对于需要暴露受污染种植体表面的所有种植体周炎骨缺损类型，都推荐使用翻瓣清创术。评估翻瓣清创术的研究报告了在治疗后12个月至5年内的高种植体留存率和中等综合治疗效果（例如PD<5mm，无探诊出血/溢脓，并且没有进行性骨丧失）（Heitz-Mayfield等，2018b；Heitz-Mayfield等，2012；Roccuzzo等，2018）。相关临床病例的介绍，请参阅12.7章节，"种植体周炎的手术治疗：翻瓣清创术后7年随访"。

8.4.4 种植体周炎切除治疗

减小种植体周袋的切除治疗包括翻开黏骨膜瓣、去除炎症组织、清洁种植体表面以及骨修整去除骨尖，从而使黏骨膜瓣在根向再复位。应告知患者，在切除治疗后预计会发生黏膜退缩，有可能会暴露种植体或基台，在美学区域，这是该技术的一个重大限制。相关临床病例的介绍，请参阅第12.8章节，"包含种植体成形术的种植体周炎切除手术治疗"。

如果种植体非常靠近天然牙，则可能不建议采用切除方法，因为去除骨质可能会危及相邻牙齿的牙周附着水平。评估切除手术的研究表明，治疗后12个月，约42%种植体获得了成功的治疗效果，主要表现为病变消除（Carcuac等，2016；Charalampakis等，2011）。

种植体表面成形术，或磨除牙槽嵴顶上种植体螺纹及暴露的种植体粗糙表面，也可以作为切除手术方法的一部分。种植体表面成形术的基本原理是通过改变种植体表面的形貌来促进生物膜去除。然而，种植体表面成形术并不是切除手术的先决条件。种植体表面成形术使用一系列金刚砂车针（40μm和15μm粒度），然后用阿肯色石磨头抛光表面（Ramel等，2016）。

在报告的种植体周炎手术治疗效果中，与其他清洁方法相比，种植体表面成形术的优势证据有限（Romeo等，2007；Lasserre等，2020）。

最近的一个小型病例系列报告，平均随访3.4年，通过联合切除术-种植体成形术，89%接受治疗的种植体实现了边缘骨水平稳定和病变消除（Bianchini等，2019）。

种植体表面成形术的缺点可能包括影响种植体强度以及术后软组织内有钛颗粒残留。然而，还没有关于种植体表面成形术后并发症的临床报告（Stavropoulos等，2019）。

8.4.5 种植体周炎重建治疗

除了消除炎症外，种植体周炎重建治疗的目标还包括新骨的再生和重新骨结合，同时限制种植体周软组织退缩（Jepsen等，2019）。动物研究在组织学上表明，在进行种植体表面清洁和种植体周炎缺损的重建治疗后，可以实现骨再结合（Persson等，2001a；Persson等，2001b；Kolonidis等，2003；Almohandes等，2019）。

使用或不使用屏障膜的各种骨移植材料/骨代用品已包含在种植体周炎治疗的再生/重建方案中。大多数研究是病例系列研究或比较研究。釉基质衍生物（EMD）等生物活性剂的使用也被记录在种植体周炎的重建治疗中（Isehed等，2018；Isehed等，2016；Mercado等，2018）。将结缔组织移植物或胶原基质加入重建方法中，目的是限制软组织退缩或增加角化组织量，这在病例系列中也有描述（Froum等，2015；Roccuzzo等，2010）。

虽然没有足够的证据证明某种特定材料或技术具有任何优越性，但最常记录的移植材料是去蛋白牛骨矿物质（DBBM）（Aghazadeh等，2012；Matarasso等，2014；Roccuzzo等，2011；Roccuzzo等，2016；Schwarz等，2010）。有关临床病例的介绍，请参阅第12.13章节，"龈下残留粘接剂引起的种植体周炎：重建治疗和10年随访"。其他研究评估了羟基磷灰石（Roos-Jansåker等，2007；Schwarz等，2008）或自体骨（Khoury和Buchmann，2001；Behneke等，2000；Aghazadeh等，2012）。

Tomasi等（2019）最近的一项系统评述报告，3项随机对照试验（RCT）提供的有限证据共涉及116颗种植体，比较了重建方法与对照组（翻瓣清创术）的效果，发现使用重建方法（多孔钛颗粒/釉基质衍生物）对影像学上边缘骨水平的改变有好处（WMD：1.7mm；95%CI：0.3～3.1mm；P=0.02）（Tomasi等，2019）。2项RCT报告了缺损填充效果，并发现在用多孔钛颗粒处理的部位有更好的缺损填充效果（WMD：56.5%；95%CI：39.3～73.8；P<0.001）（Tomasi等，2019；Jepsen等，2016；Wohlfahrt等，2012）。然而，在放射线片上区分新骨形成与阻射的钛颗粒是很困难的。此外，多孔钛颗粒已不再市售。

与翻瓣清创术相比，另一项使用釉基质衍生物（EMD）作为重建治疗的随机对照试验（RCT）未能显示影像学上边缘骨高度增加的改善结果（Isehed等，2016；Isehed等，2018）。这些结果表明，单独使用EMD对重建治疗方法无益。

与单独瓣入路相比，最近一项评估DBBM的随机对照试验未能显示额外的影像学上硬组织填充效果（Renvert等，2018b）。

在消除种植体周炎的方面，比较重建方法和翻瓣清创术时，未见临床参数（包括BoP或探诊深度的减少）的显著差异。患者报告的结果测量方法也没有在任何研究中提到（Tomasi等，2019）。因此，需要进一步的随机对照试验来评估用于治疗种植体周炎的重建治疗方案。

尽管如此，对使用各种材料和技术重建治疗后12个月的总体效果进行荟萃分析并报告了全部改善效果，包括影像学上骨高度增加1.7mm、临床附着水平增加1.8mm、探诊深度减少2.8mm、种植体周黏膜退缩0.7mm。在结果中显示出了相当大的差异（Tomasi等，2019）。

据报道，重建治疗后会出现并发症，例如屏障膜暴露、组织瓣裂开和术后感染（Tomasi等，2019）。因此，建议严格遵循术后即刻护理方案，包括每天使用葡萄糖酸氯己定冲洗来控制生物膜。

许多研究已经调查了可能影响重建治疗效果的因素。发现种植体缺损类型和种植体表面特性是重要的因素，其中环形骨内型缺损最有利（Schwarz等，2010），与粗糙的钛浆等离子喷涂（TPS）表面相比，微粗糙的SLA表面显示出更有利的结果（Roccuzzo等，2010）。

缺损类型中类型1（环形骨内型缺损）、类型3（复合型骨缺损）和类型5（邻面骨缺损）是可以用重建方法治疗的缺损类型。对于无骨内型缺损的类型（类型2：裂开式骨缺损或类型4：环形骨上型缺损），不推荐采用重建方法。

第十五届欧洲牙周病学研讨会第4组最近的共识报告总结了，在推荐重建手术作为种植体周炎手术治疗的辅助手段时，要考虑患者相关和位点相关因素（Jepsen等，2019）。

患者相关因素（Jepsen等，2019）：

• 全口出血指数（FMBS）低（<20%）。
• 全口牙菌斑指数（FMPS）低（<20%）。
• 每天吸烟<10支的患者。
• 没有手术/重建干预禁忌证的患者。

位点相关因素（Jepsen等，2019）：

- 骨内缺损的深度，至少应为3mm。
- 理想情况下应该是一个孤立的三壁或四壁包含骨内型缺损的缺损类型。
- 种植体周存在角化黏膜。

共识声明中还总结了重建治疗方案需要考虑的重要方面（Jepsen等，2019）：

- 组织瓣设计要充分暴露缺损并充分覆盖移植材料且使其稳定。
- 去除炎症组织。
- 清洁种植体表面。
- 移植材料的放置（有无屏障膜）。
- 适当的组织瓣修整。
- 充分的术后护理。

8.5 术中种植体表面清洁方案

无论采用何种手术方法，种植体表面的清洁都是种植体周炎手术治疗的关键步骤。在翻瓣和去除炎症组织后，应使用机械和/或化学方法仔细清洁种植体表面。种植体的形状和表面特征可能会影响生物膜去除的程度。清洁技术也可能会改变种植体表面特性。

在体外研究中比较了各种清洁方法，研究去除替代性生物膜（种植体表面的染料涂层）的有效性以及清洁后种植体表面的变化（Park等，2015；Keim等，2019）。

动物实验研究还评估了使用不同清洁方法后的愈合情况，表明种植体表面对治疗效果的影响大于清洁方法，一些种植体表面在去污和愈合后表现出较差的结果与疾病发展（Albouy等，2009）。

一项临床研究发现，在重建治疗后，具有粗糙表面［钛浆等离子喷涂（TPS）表面］的种植体比具有微粗糙表面［大颗粒喷砂酸蚀（SLA）表面］的种植体效果更差（Roccuzzo等，2010）。

清洁方法可能包括机械（钛、钢、碳纤维或塑料刮治器，超声设备，钛刷）、化学试剂（氯己定、磷酸、柠檬酸、过氧化氢）及激光疗法（Er:YAG、Nd: YAG），或这些方法的组合。

最近的证据表明，使用钛刷联合种植体表面成形术（使用一系列金刚砂车针去除牙槽骨上暴露的中度粗糙种植体表面，然后用阿肯色石磨头抛光）比不使用钛刷进行清洁具有更大的改善（de Tapia等，2019b）。在对照组中，种植体表面使用带有塑料工作尖的超声波仪器进行机械清洁，并使用3%过氧化氢进行化学清洁，而在实验组中还使用了钛刷。在重建治疗（异体移植材料和胶原膜）期间额外使用钛刷会提高术后12个月时探诊深度减少的程度。使用综合的标准来定义治疗的成功，即病变消除标准包括探诊深度变浅、无探诊出血且无进行性骨丧失，实验组中66.7%种植体和对照组中23.1%种植体疾病得以消除（de Tapia等，2019b）。

然而，大多数比较研究未能显示一种清洁方法优于另一种（Schwarz等，2017b；Carcuac等，2017；Carcuac等，2016）。

8.6 术后感染控制和支持治疗

手术治疗后，需要严格的术后护理方案和术后持续的支持维护，旨在预防再感染和疾病复发。术后用葡萄糖酸氯己定含漱或术后使用软刷涂布3～4周以防止生物膜形成，已被纳入大多数治疗方案中（Heitz-Mayfield等，2012）。在愈合的早期阶段进行频繁的术后护理之后，应在支持维护阶段进行定期监测和专业的生物膜去除（Roccuzzo等，2018；Heitz-Mayfield和Mombelli，2014）。

8.7　种植体周炎治疗后的长期疗效

许多研究记录了种植体周炎治疗后的长期结果。最近，一篇为第六次ITI共识研讨会准备的系统评价报告称，通过对种植体周炎患者的定期支持维护治疗，可在中长期内获得较高的患者和种植体水平留存率（Roccuzzo等，2018）。种植体3年留存率为81.73%～100%（7项研究），4年为74.09%～100%（3项研究），5年为76.03%～100%（4项研究），7年为69.63%～98.72%（2项研究）。该研究报告了良好的效果，大多数患者获得了临床改善和种植体周边缘骨水平稳定（Roccuzzo等，2018）。虽然如此，仍有一些患者需要重新治疗或拔除种植体。

8.8　种植体拔除

种植体拔除可以作为第一个治疗选项，并且可以通过无创的方式反向旋转种植体进行。有关临床病例介绍，请参阅第12.15章节，"种植体周炎的手术治疗：用取出工具拔除反复感染的种植体"。

如果无法反向旋转种植体，则可能需要使用其他方法，例如环钻车针、超声骨刀或旋转车针来拔除种植体。在此程序之后，可能需要进行骨增量术以确保足够的骨量以便此后的种植体植入。

在某些情况下，由于软组织体积的减少，治疗效果可能不美观。因此，如果预计这样的结果是不可接受的，则可能会做出拔除种植体的决定（图6）。

9 种植体周疾病的预防

L. J. A. Heitz-Mayfield, G. E. Salvi

　　预防措施可描述为一级预防（建立和维持种植体周健康）、二级预防（治疗种植体周黏膜炎和预防种植体周炎的发生）和三级预防（治疗种植体周炎和治疗后的支持维护）。种植体疾病风险评估（IDRA）工具的使用适用于3种预防措施，以建立个人风险概况（Heitz-Mayfield等，2020；见第6章）。

9.1 一级预防（建立和维持种植体周健康）

9.1.1 5P预防

一级预防包含坚持5P预防：

- 计划（Planning）。
- 患者和受植位点的准备（Preparation）。
- 种植体的植入（Placement）。
- 修复体（Prosthesis）的设计。
- 预防（Prophylaxis）。

计划

作为一级预防措施，计划种植体的正确植入和修复体管理非常重要。对可用骨量、咬合空间、近远中间隙、理想种植体三维定位和软组织表型的评估，将确定是否需要辅助手术优化种植位点。

在选择合适的种植体尺寸和修复体部件，以及修复体设计（固定或可摘）方面，数字化可能具有优势（Tahmaseb等，2019）。

患者和受植位点的准备

为了让患者为植入种植体做好准备，应解决和管理种植体周疾病的风险因素/指标，例如未经治疗的牙周病、吸烟和未控制的糖尿病。

最近一项长期比较研究的结果表明，与非吸烟者相比，吸烟者患种植体周炎和种植体脱落的风险在种植10年后明显更高（Windael等，2020）。此外，与非吸烟者相比，进行骨增量手术同期种植的吸烟患者其种植体脱落风险明显更高（Strietzel等，2007）。因此，应在种植体植入前实施戒烟方案，并建议患者在种植体植入后戒烟。

较深的余留探诊深度和探诊出血是牙周治疗不彻底的结果，代表了发生种植体周炎的风险（Pjetursson等，2012；Cho-Yan Lee等，2012）。

分别与牙周健康患者和无余留PPD的牙周病患者相比，至少有1个牙周袋探诊深度（PPD）≥6mm的牙周病患者，会有更多种植体PPD≥5mm并伴有探诊出血（BoP）和影像学骨丧失（Cho-Yan Lee等，2012）。

因此，在牙周病患者植入种植体之前，应采取旨在消除余留炎症牙周袋的干预措施。与非牙周炎患者相比，接受过牙周病治疗的患者，其种植体脱落的风险更高这一事实也印证了这一点（Sgolastra等，2015）。

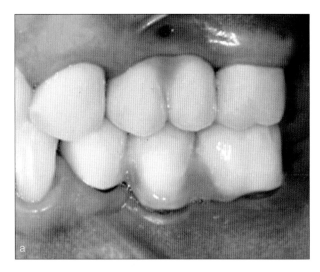

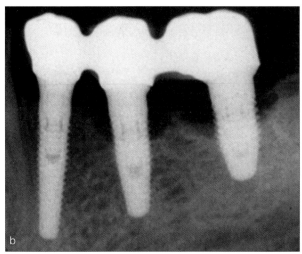

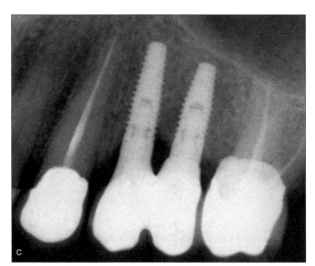

图1a～c　不可清洁的种植体支持式固定修复体。在下颌骨和上颌骨放射线片可见种植体周的骨丧失。过多的邻间粉红色牙龈瓷会影响患者去除生物膜的入路

据报道，与血糖水平正常的患者相比，高血糖患者发生种植体周炎的风险更高（Monje等，2017）。在准备阶段应考虑到这一点，如果有指征应将患者转诊进行医疗会诊。

很多种植位点的准备工作涉及分阶段或同期进行骨增量手术，以确保在理想的修复位置有足够的骨量以植入种植体。也可能需要软组织增量以增加附着角化黏膜的厚度或尺寸。

也可以考虑进行正畸治疗，为种植体植入创造足够的空间或为修复体部件创造咬合间隙。

种植体的植入

使用正确的手术技术是很重要的，如ITI第一卷中所述，慎重对待"安全带"以避免种植体植入过深、过浅或过于靠近相邻天然牙或种植体。使用手术导板、证据充分的种植体系统以及谨慎的手术方法以防止因骨过热造成创伤，这些都是实现具有健康种植体周组织的骨结合种植体的重要因素。

修复体设计

种植体支持式修复体应允许进行诊断性探诊、适当的患者自我维护的牙菌斑控制以及专业维护的生物膜去除（Jepsen等，2015）。

种植体支持式修复体缺乏可清洁性等医源性因素会导致种植体周疾病的发生和发展（Serino等，Ström，2009；Katafuchi等，2018）（图1）。种植体支持式修复体的穿龈角度和轮廓（凸/凹）与种植体周炎相关，种植体周炎定义为存在BoP和/或溢脓、初次戴牙后边缘骨丧失2mm和PPD≥4mm（Katafuchi等，2018）。在平均10.9年的随访时间后，对软组织水平和骨水平种植体支持式粘接固位和螺钉固位修复体的放射线片进行了分析。对于骨水平种植体支持的具有凸形轮廓和穿龈角度>30°的修复体，观察到种植体周炎的患病率为37.8%（Katafuchi等，2018）。另外，软组织水平种植体的种植体周炎患病率不受穿龈角度或轮廓的影响，这表明由骨水平种植体支持的具有凸形轮廓的修复

体可能会妨碍最佳的生物膜控制，从而增加发生种植体周炎的风险（Katafuchi等，2018）。

龈下残留粘接剂的存在也应被视为医源性因素，它会妨碍生物膜控制并促进种植体周疾病的发展（Wilson，2009；Linkevicius等，2013）。因此，在龈下粘接剂残留风险增加的情况下，应考虑使用种植体支持式螺钉固位修复体。

预防

为了建立和维持种植体周健康，种植体周疾病一级预防需要：

- 持续评估和控制全身状况与风险指标。
- 持续评估患者自我实施的生物膜控制和积极性，并根据需要进行重新指导。
- 定期预约复诊（每3~6个月）以监测牙周和种植体周状况（评估和治疗伴有BoP且>5mm的余留PPD），以及专业的生物膜去除。

- 定期评估修复体方面，以确定可能导致生物学并发症的机械/技工工艺并发症（固位丧失、基台/咬合螺钉松动）的发生。

支持维护期间的咬合评估可能涉及静态和动态咬合关系的调整，以避免悬臂的早接触，从而最大限度地降低机械/技工工艺并发症的发生（Schmid等，2021）。

维护期间应监测修复材料和部件的磨损情况。例如，可能建议使用夜磨牙𬌗垫以减少咬合力并防止磨牙导致的崩瓷。虽然过度的咬合负荷可能不会引起种植体周疾病，但种植体断裂、固位丧失或基台螺钉松动可能导致妨碍生物膜控制，从而有利于生物学并发症的发生。

因此，机械/技工工艺并发症和生物学并发症不应被视为单独的事件，而是相互影响的现象，在种植体维护期间需要特别注意。

9.2 二级预防（治疗种植体周黏膜炎和预防种植体周炎的发生）

种植体周黏膜炎的治疗已在第7章中介绍。总而言之，重要的步骤包括：

- 评估修复体并在必要时进行改良以促进患者自我维护的生物膜控制。
- 加强口腔卫生指导（使用手动或电动牙刷/邻面清洁辅助工具），以确保患者能够进行充分的牙菌斑控制。

- 使用手动或电动仪器（声波/超声波、气压喷砂、振动刷）等机械方法专业去除生物膜和牙结石。必要时辅助应用抗菌剂（氯己定漱口水或凝胶）。
- 定期监测以评估种植体周组织的健康状况。

9.3 三级预防（治疗种植体周炎和治疗后的支持维护）

种植体周炎的治疗已在第8章中介绍。总而言之，重要的步骤包括：

- 有无辅助治疗（抗菌剂、抗生素、激光、光动力疗法）的非手术机械工具。
- 重新评估是否需要额外治疗。
- 翻瓣手术和种植体表面清洁。

- 根据指征考虑重建或切除治疗方法。
- 术后感染控制。
- 种植体周支持治疗（SPiT）。

在第六次ITI共识研讨会上，提出了种植体周炎治疗后种植体周支持治疗的临床建议。

9.4 第六次ITI共识研讨会的共识声明和临床建议

Risks and biologic complications associated with implant dentistry: Roccuzzo M, Layton DM, Roccuzzo A, Heitz-Mayfield LJ. Clinical outcomes of peri-implantitis treatment and supportive care: A systematic review. Clin Oral Implants Res. 2018 Oct; 29 Suppl 16: 331-350.

前言

需要制订有效的治疗方案来治疗种植体周炎，以实现长期稳定的结果。第五次ITI共识发现，在有限数量的研究中种植体周炎的治疗效果可成功维持12个月（Heitz-Mayfield等，2014）。在这些研究中，虽然大多数患者和种植体报告了良好的种植体周炎短期治疗效果，但也报告了种植体周炎未消除、疾病复发、骨丧失发展和种植体脱落等。大多数研究报告的治疗效果不一致。很少有研究来报告中长期结果。此外，并未报告支持维护（种植体周/牙周支持治疗）对治疗效果的影响。

因此，为第六次ITI共识研讨会（Roccuzzo等，2018）准备的系统评价的目的是，评估种植体周炎治疗后接受至少3年支持治疗的种植患者的临床结果。

主要结果是留存率（种植体和患者水平），它的定义是种植体存在，不管种植体周组织的健康状况如何。根据笔者定义，次要结果是种植体成功和种植体周炎复发。

系统评价的结果（Roccuzzo等，2018）基于18项研究，而其中13项可用于定量评估。平均而言，这13项研究包括26位患者（中位数，IQR：21~32）共36颗种植体（中位数，IQR：26~45）。有足够的数据可用于对主要结果进行荟萃分析。

共识声明

在成功治疗种植体周炎的患者中，个性化支持维护计划与正向的中长期结果相关，包括专业和自我去除种植体及天然牙的生物膜。该声明是基于18项研究的结果。

根据目前的种植体周炎治疗方案，包括支持维护，约3/4接受种植体周炎治疗的种植体在5年后仍然可能留存。这些结果可能会受到患者、种植体、修复体和治疗相关因素的影响。该声明是基于13项研究，其中4项研究的5年累计种植体留存率为76%~100%，而2项研究的7年累计种植体留存率为70%~99%。

尽管有限，但有证据表明种植体表面会影响种植体周炎治疗效果的中长期稳定性。该声明是基于2项研究的结果。一项研究发现，与大颗粒喷砂酸蚀（SLA）表面相比，使用钛浆等离子喷涂（TPS）表面种植体的成功率在7年内有所下降。另一项研究发现，与机械光滑/微粗糙种植体表面相比，中度粗糙表面种植体的结果在3年后有所降低。

尽管接受了定期的支持治疗，但某些患者可能由于疾病发展或复发而需要再治疗、辅助治疗和/或拔除种植体。该声明是基于2项报告种植体周炎复发的研究和5项报告治疗成功的研究。

临床建议

在临床实践中种植体周炎治疗成功的实用定义是什么？种植体周炎治疗成功的定义是种植体周骨水平稳定，无探诊深度＞5mm的位点，无探诊出血或溢脓。然而，临床实践中的成功可以定义为疾病没有发展，无论临床参数是否符合上述严格的成功标准。此外，患者认为的治疗成功可能还要求他们的种植体恢复美观、舒适且易于清洁。

哪些临床症状表明种植体周炎复发了？在消除种植体周炎后，探诊出血和/或溢脓以及探诊深度增加可能表明疾病复发。如果诊断仍不清楚，可能需要拍摄放射线片。

哪些种植体周炎治疗方案被认为适合用于日常临床实践？如第五次ITI共识声明（Heitz-Mayfield等，2014）所述，在积极治疗种植体周炎期间应遵循某些步骤。这些步骤包括：

1. 全面的评估和诊断。
2. 控制种植体周炎的可改变的局部和全身风险因素。
3. 非手术清创。
4. 早期重新评估种植体周的健康状况，通常在1～2个月内。

5. 如果炎症没有消除，则进行外科手术，包括：
   - 翻瓣清创术
   - 彻底清洁种植体和相关修复体部件表面
   - 选择再生/重建或切除方案
   - 适当的术后抗感染治疗
6. 根据患者风险状况量身制订的支持维护方案，通常为每3～6个月一次。

哪些支持维护方案可以适用于日常临床实践？已经提出了各种支持维护方案。建议根据患者的需求和风险状况提供个性化支持治疗。支持维护方案应包括口腔卫生措施、去除生物膜、监测口腔健康以及减少与种植体周炎相关的可改变风险。应尽一切努力激励患者并促进他们保持对种植体和天然牙的牙菌斑控制能力，以实现较低的全口牙菌斑指数（FMPS<20%）。

是否有任何种植体变量会影响种植体周炎成功治疗的长期结果？临床医生应该意识到种植体表面特性可能会影响治疗的成功。其他种植体和修复体变量也可能影响治疗成功，需要修改支持维护计划。

Full article on Clinical outcomes of peri-implantitis treatment and supportive care: A systematic review by Roccuzzo and coworkers (2018)

10 未来会怎样？新技术与新材料

L. J. A. Heitz-Mayfield, G. E. Salvi

个性化医疗方法使新兴技术有可能提高种植体周炎治疗和预防的可能性。

用于鉴定炎症标志物的椅旁试剂盒的发展可能会增加种植体周疾病诊断技术的灵敏度。在种植体周龈沟液中检测促炎标志物，识别临床炎症的早期迹象（例如细胞因子和MMP-8），可能会在临床疾病发生之前发现（Yakar等，2019）。

低剂量CBCT扫描或用于识别早期骨丧失迹象的超声等诊断成像技术在未来也可能应用（Schwindling等，2019）。然而，根尖放射线片目前被认为是评估种植体周边缘骨水平的标准。

种植体表面清洁的新技术也可以改善治疗效果。评估电化学清洁方法的体外研究（Göltz等，2019）以及评估电解清洁方法的临床前研究（Schlee等，2020）和临床研究（Schlee等，2019）取得了令人鼓舞的初步结果。

新型基台和新型种植体表面及涂层的引入也可能减少种植体−软组织界面处的生物膜积聚（Vilarrasa等，2018）。

用于种植体周炎重建治疗的新生物材料、支架和生物制剂的开发也可能助力组织再生领域，以促进未来种植体周炎的治疗（Larsson等，2016）。

这些新兴技术需要在临床前和临床试验中进行全面测试。

11 结论

L. J. A. Heitz-Mayfield, G. E. Salvi

诊断种植体周组织是否健康，需要检查种植体周软组织。在存在软组织炎症的情况下，需要放射线片根据既定的病例定义，来正确诊断种植体周黏膜炎或种植体周炎。种植体周黏膜炎（没有支持骨丧失）可以通过专业的机械方法去除种植体周生物膜，并联合使用口腔卫生辅助工具定期完善地自我去除生物膜来治疗。由于种植体周黏膜炎被认为是种植体周炎的前兆，因此治疗后应进行定期监测和支持治疗。

诊断种植体周炎后，应立即开始治疗。种植体周炎的治疗需要一种结构化的方法，仔细评估与患者相关和与位点相关的影响因素。在积极的种植体周炎治疗之前减少可改变的风险因素很重要。种植体周炎的治疗应始终从非手术阶段开始，即去除修复体和种植体表面的可到达区域的牙结石与生物膜沉积物。还应指导患者进行口腔卫生维护。

在4～6周之后，应对治疗效果重新进行评估并决定是否需要进一步处理。如果有持续的临床炎症迹象和深的探诊深度（≥6mm），则可以考虑手术治疗。种植体周炎治疗的主要目标是消除炎症并防止疾病发展。治疗顺序的一个关键部分是在翻瓣和去除种植体缺损处的炎症组织后彻底清洁种植体表面。可以使用一系列清洁方法，包括机械、化学、激光照射或这些方法的组合。

手术技术（翻瓣、切除方法、重建方法）的选择取决于种植体周缺损的类型、种植体的位置和患者的意愿。无论采用何种手术方法，都应立即实施术后护理方案，提供支持维护计划，定期监测和进行专业的生物膜去除。种植体周炎治疗后可能会出现不良后果，包括软组织退缩。尽管进行了支持治疗，也可能发生种植体周炎复发以及进行性骨丧失和种植体脱落。然而，可用的中长期数据（5～6年）表明，如果遵循支持维护计划并控制风险因素，大多数患者的种植体在治疗后的留存率都很高。

12 临床病例

12.1 修复体边缘位于龈下的种植体周黏膜炎的治疗效果

M. Araújo, F. Matarazzo

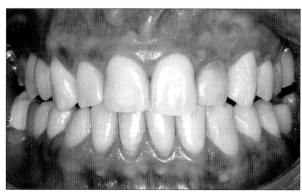

图1 2010年的基线状况。下颌左侧第一磨牙种植位点的种植体周组织很健康

一位42岁女性患者，全身健康，无牙周炎病史，不吸烟，于2008年至2009年在巴西马林加州立大学的牙科诊所接受治疗，当时她接受了5颗种植体支持式单冠修复，位点分别为上颌右侧第一前磨牙、上颌左侧第一磨牙、上颌左侧第二磨牙、下颌左侧第一磨牙和下颌右侧第一磨牙。戴入种植体支持式修复体后，患者在同一所大学参加了种植体周支持治疗（SPiT）维护计划。

患者在第一次复诊维护期间，即她的牙冠戴入1年后（基线；2010年），接受了完整的牙周和种植体周检查，并拍摄了种植体周放射线片。她的全口牙菌斑指数（FMPI）为70%，天然牙位点的探诊深度（PD）范围为1~3mm，种植体位点的探诊深度（PD）范围为2~6mm，而全口出血指数（FMBS）为47%（图1）。

患者连续4年定期在大学诊所进行SPiT治疗，期间进行了以下程序：

- 牙周和种植体周临床评估。
- 种植体周影像学评估。
- 强化口腔卫生指导。
- 必要时进行化学预防和机械清创术。

4年后，考虑到她居住的城市和诊所之间的距离，患者决定转诊，就近进行SPiT。

现病史

2019年，患者回到大学诊所，主诉下颌左侧第一磨牙种植位点处疼痛和出血，尤其是刷牙时。临床检查（图2）显示有炎症的临床体征：局部肿胀和充血、深袋和探诊出血（BoP；表1）、FMPI为89%，FMBS为47%。

影像学评估表明，边缘骨水平（MBL）距种植体/修复体界面约为2mm（图3），结合炎症的临床体征，提示存在种植体周感染。

种植体周黏膜炎和种植体周炎的鉴别诊断是通过将基线根尖放射线片和PD测量值（表2和图4）与2019年检查数据进行比较来进行的。虽然在此期间PD增加，但MBL稳定，证实了种植体周黏膜炎的诊断（Berglundh等，2018）。

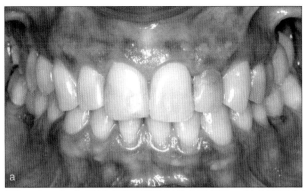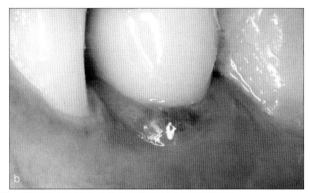

图2a，b　（a）2019年临床评估时的全口状况。（b）下颌左侧第一磨牙位点种植体周组织呈现出炎症的临床症状

表1　下颌左侧第一磨牙PD（mm）和BoP

2019年	下颌左侧第一磨牙种植位点		
	MB	*B*	*DB*
PD	8	7	7
BoP	1	1	1
	ML	*L*	*DL*
PD	7	6	7
BoP	1	1	1

表2　基线下颌左侧第一磨牙PD（mm）和BoP

2010年	下颌左侧第一磨牙种植位点		
	MB	*B*	*DB*
PD	6	6	6
BoP	0	1	0
	ML	*L*	*DL*
PD	6	6	6
BoP	0	0	0

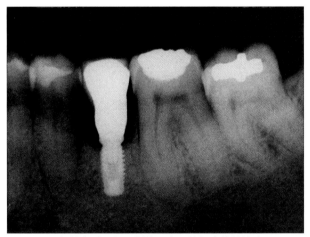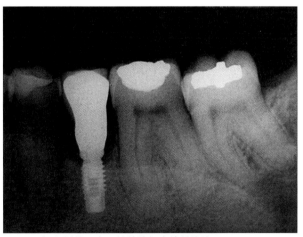

图3　2019年检查时下颌左侧第一磨牙的根尖放射线片

图4　下颌左侧第一磨牙的基线根尖放射线片

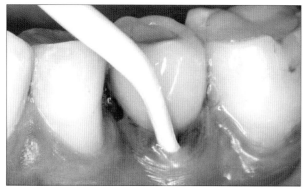

图5　使用塑料刮治器进行机械清创术

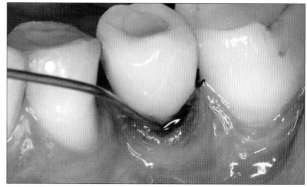

图6　用0.12%葡萄糖酸氯己定冲洗

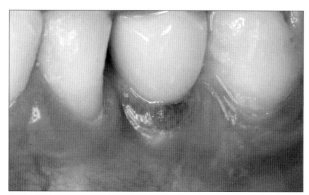

图7　机械清创2周后的下颌左侧第一磨牙。病变仍然存在

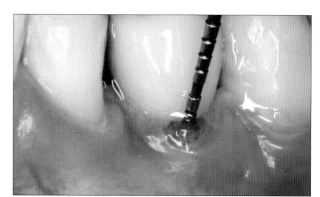

图8　无BoP或SUP和类似的PD

治疗

选择的治疗方法是使用带有塑料工作尖的手动刮治器（Implacare；HuFriedy，Chicago，IL，USA）以非手术方式机械去除牙结石和生物膜（图5）。用橡胶杯和抛光膏去除龈上生物膜。选择这些方法是为了尽量减少对种植体/牙冠表面的损害（Toma等，2015；Blasi等，2016）。此外，种植体周龈沟用0.12%葡萄糖酸氯己定溶液冲洗（图6）。

指导患者使用牙刷和牙间隙刷每天刷种植体周2次，并用0.12%葡萄糖酸氯己定漱口水含漱2周，自我进行机械牙菌斑控制。

随访

机械清创2周后，对下颌左侧第一磨牙进行了重新评估（图7和图8）。尽管肿胀和充血减轻，但表面不规则的红色病变仍然存在。深袋仍然存在，但无BoP或溢脓（SUP）的迹象（表3）。

愈合1个月后（图9和图10），病变有所好转。PD减少，并且无BoP或SUP位点（表3）。

治疗3个月后，炎症完全消除（图11，表4）。

这个特殊病例的解决方案可能受到种植体植入位置较深和种植体/修复体龈下边缘的影响。

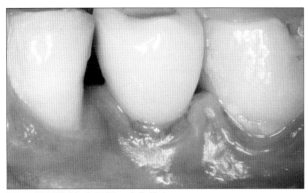

图9 机械清创1个月后，病变缩小

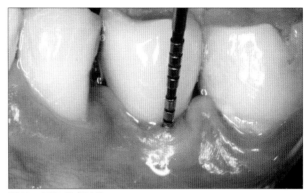

图10 无BoP或SUP

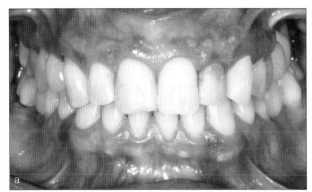

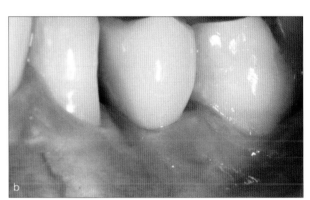

图11a，b 治疗3个月后。（a）全口状况，正面图。（b）下颌左侧第一磨牙种植体周软组织没有表现出炎症迹象。

表3 非手术治疗后1个月PD（mm）和BoP

2019年	种植位点下颌左侧第一磨牙		
	MB	*B*	*DB*
PD	6	6	4
BoP	0	0	0
	ML	*L*	*DL*
PD	6	4	5
BoP	0	0	0

表4 非手术治疗后3个月PD（mm）和BoP

2019年	种植位点下颌左侧第一磨牙		
	MB	*B*	*DB*
PD	6	4	4
BoP	0	0	0
	ML	*L*	*DL*
PD	6	4	4
BoP	0	0	0

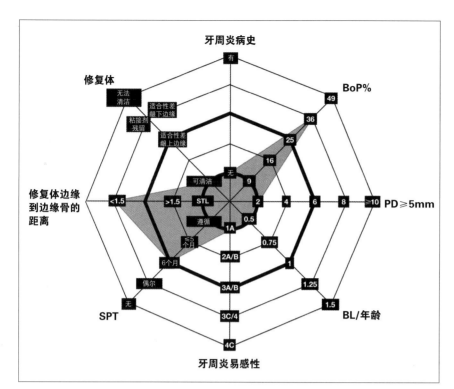

图12 高度IDRA风险患者

Chan等（2019）研究表明，种植体植入深度会影响实验性种植体周黏膜炎的消除。与具有龈上边缘的种植体相比，具有龈下修复体边缘的种植体也被证明在种植体周黏膜炎治疗后探诊深度的减小幅度显著更少（Heitz-Mayfield等，2011）。

根据最新提出的种植疾病风险评估（IDRA）功能图，种植修复体边缘到牙槽嵴顶距离 < 1.5mm

会增加发生种植体周疾病的风险。BoP > 25%患者也应被视为具有更大的组织裂开风险。这两个参数一起使本患者被归类为高度风险类别（图12）。

告知患者病情，进行了进一步的卫生指导，并建议遵守严格的SPiT维护计划，以最大限度地降低种植体周黏膜炎复发的风险。

12.2 粘接固位修复体未就位引起的种植体周黏膜炎

G. E. Salvi

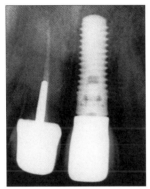

图1 上颌左侧中切牙种植体的根尖放射线片，粘接单冠未就位

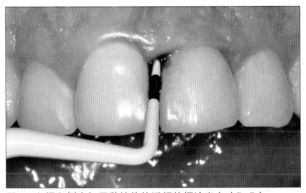

图2 上颌左侧中切牙种植体的近颊处探诊出血（BoP）

一位37岁男性患者，由私人牙医转诊到瑞士伯尔尼大学牙周病学系。

上颌左侧中切牙因外伤而脱落，用种植体支持式粘接单冠修复。软组织水平TE种植体的直径为4.1mm、长度为12mm，喷砂酸蚀（SLA）表面（Straumann Dental Implant System；Institut Straumann AG，Basel，Switzerland）。金属烤瓷修复体已永久粘接，在种植体肩台和牙冠边缘之间残留龈下间隙（图1）。可见种植体穿黏膜的光滑颈部根端无边缘骨丧失（图1）。

该患者全身健康，不吸烟，上颌左侧中切牙种植体被诊断为种植体周黏膜炎。患者没有报告种植体周区域有任何疼痛或不适，但在使用牙线时出血。

在探诊时（图2）和探诊后（图3）显示了牙冠与上颌左侧中切牙种植体周黏膜出血的临床颊侧观。在上颌左侧中切牙种植体（图2）的近颊处测得6mm探诊深度（PPD）。

向患者介绍了包括机械清洁和更换修复体在内的治疗计划。拆下牙冠（图4）和基台（图5）后，可见种植体肩台的黏膜袖口，深度为4～5mm。

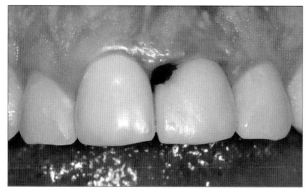

图3 在上颌左侧中切牙种植体的近颊处探诊后出血

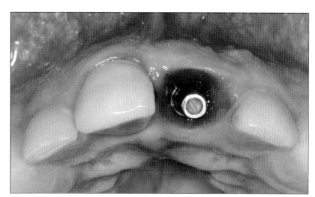

图4 拆下牙冠后种植体基台的殆面观

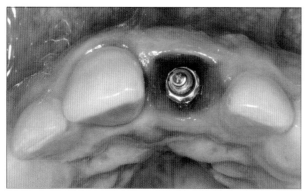

图5 种植体肩台的殆面观，位于黏膜边缘根方4～5mm

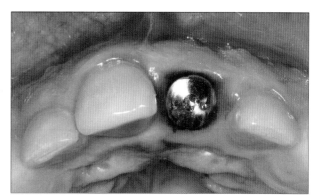

图6 在用气压喷砂系统进行机械清洁和生理盐水冲洗后，将穿黏膜愈合帽拧到上颌左侧中切牙种植体上

　　在种植体肩台顶端未检测到残留的粘接剂。通过使用赤藓糖醇粉末（Perio-Flow System；EMS，Nyon，Switzerland）的气压喷砂装置去除龈下生物膜沉积物，然后用盐水溶液冲洗。将穿黏膜愈合帽拧到种植体上（图6），患者接受了可摘丙烯酸树脂临时修复体（图7）。

　　指导患者用牙刷清洁愈合帽，然后涂布葡萄糖酸氯己定凝胶（1%葡萄糖酸氯己定凝胶，每天2次；GlaxoSmithKline，Bühl，Germany）。

　　在重新评估种植体周软组织状况后8周，戴入了新的螺钉固位单冠（图8）。在上颌左侧中切牙种植体的颊侧未见软组织炎症迹象（图9）。

　　戴入螺钉固位修复体后，拍摄根尖放射线片可见稳定的边缘骨水平（图10）。可见螺钉固位冠在种植体肩台上精确就位（图10）。

　　戴入新修复体后，患者被转诊回他的私人牙医处接受定期的牙周支持治疗（SPT），包括种植体维护。

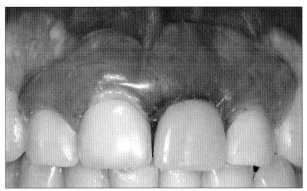

图7 使用可摘丙烯酸树脂临时修复体替换上颌左侧中切牙种植体支持式单冠

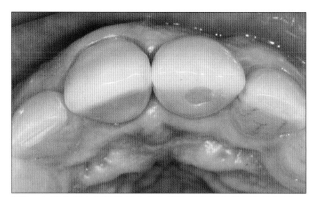

图8 上颌左侧中切牙种植体戴入新的螺钉固位单冠的殆面观

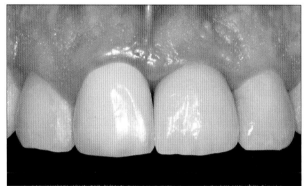
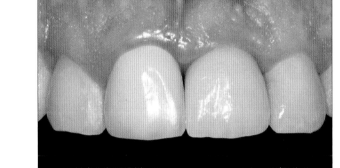

图9 上颌左侧中切牙修复体的颊侧观，被无炎症迹象的黏膜包绕

讨论

该患者的治疗从发现种植体周黏膜炎的影响因素（粘接单冠龈下未就位）开始。这种医源性因素不容许患者控制牙冠边缘和种植体肩台之间缝隙中形成的龈下牙菌斑生物膜。

据报道，在9～14年的观察期内，种植体周黏膜炎在不遵循常规SPT的患者中很常见，患病率为48%（Roos-Jansåker等，2006）。

事先存在的种植体周黏膜炎以及缺乏对SPT的依从性与5年随访期间较高的种植体周炎发病率相关（Costa等，2012）。该研究的结果表明，种植体周炎的5年发生率在SPT患者组和非SPT患者组中分别为18.0%和43.9%（Costa等，2012）。此外，整个患者样本显示，SPT依从性的缺乏与种植体周炎显著相关，比值比（OR）为5.92。

因此，在SPT期间，通过评估袋探诊深度、探诊出血和/或溢脓以及根尖放射线片（如果需要）定期监测种植体是必需的，以便早期诊断种植体周疾病的迹象（Lang等，1997；Salvi和Lang，2004；Salvi和Zitzmann，2014）。

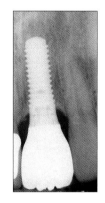

图10 上颌左侧中切牙螺钉固位冠戴入后的根尖放射线片显示在种植体肩台上精确就位

在本病例中，牙冠边缘和种植体肩台之间的龈下间隙构成了一个充满牙菌斑生物膜的微环境，患者无法用牙刷或牙间清洁设备将其去除。因此，计划使用没有龈下间隙的新螺钉固位修复体替换不合适的粘接修复体。

一旦拆除了种植体支持式修复体并可接触到种植体（Jepsen等，2015），即可以使用多种手动和机械工具对种植体表面进行清洁。为了避免种植体和基台表面改变而促使生物膜再定植，可以使用抛光杯和抛光刷、气压喷砂系统、钛刮治器或带塑料工作尖的超声波设备等仪器（Blasi等，2016）。

由于在此临床病例中不存在过量的粘接剂，因此通过使用气压喷砂装置实现了种植体颈部和肩台的清洁。

为期3个月的随机安慰剂对照临床试验结果表明，无论是否局部使用葡萄糖酸氯己定凝胶，机械清创联合最佳的自我生物膜控制，可有效消除约38%被诊断为种植体周黏膜炎的种植体周软组织炎症（BoP-）（Heitz-Mayfield等，2011）。与单独进行机械清创相比，辅助使用葡萄糖酸氯己定凝胶未能改善结果。此外，与修复边缘位于龈下的种植体相比，具有龈上修复边缘的种植体治疗效果明显改善（Heitz-Mayfield等，2011）。

目前，在种植体周黏膜炎的处理中仅使用辅助药物去除生物膜的证据有限（Salvi和Ramseier，2015；Schwarz等，2015c；Hallström等，2016；Iorio-Siciliano等，2019；Lang等，2019）。因此，临床医生应考虑仅在机械清创术时辅助使用药物治疗。

12.3 氧化锆种植体周黏膜炎的治疗

F. Schwarz, A. Ramanauskaite

最近的临床研究（大多数具有中短观察期）报告了氧化锆种植体在留存率、临床和影像学结果方面的良好表现（Roehling等，2016；Roehling等，2017；Rodriguez等，2018；Lorenz等，2019）。尽管如此，在整个2年期间注意到氧化锆种植体的种植体周疾病发生率相当高（占种植体的39%），这突出表明了需要针对氧化锆种植体制订种植体周疾病的治疗方案（Becker等，2017）。

病例展示

本病例记录的是氧化锆种植体进行种植体周黏膜炎治疗系列的一部分（Schwarz等，2015b；John等，2017）。本病例描述了下颌右侧第一磨牙的氧化锆种植体进行的种植体周黏膜炎治疗。支持单个全瓷冠的两段式螺纹表面改型的氧化锆种植体被诊断为种植体周黏膜炎，存在探诊出血（BoP）且无骨丧失（图1a）。

在局部麻醉下使用碳纤维刮治器（Straumann，Waldenburg，Switzerland）对受影响的种植体进行机械清创，然后用0.1%葡萄糖酸氯己定彻底冲洗

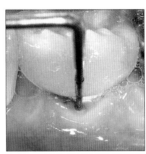 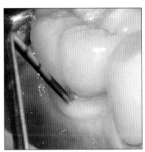

图1a 氧化锆种植体的种植体周黏膜炎（BoP+），位于下颌右侧第一磨牙

图1b 非手术治疗3年后种植体周组织健康（无探诊出血）

龈袋（葡萄糖酸氯己定溶液；GlaxoSmithKline，Bühl，Germany）（Schwarz等，2015；John等，2017）。此外，还提供了口腔卫生指导以确保每天的生物膜去除。患者参加了每年一次的复诊预约，其中包括专业的龈上牙菌斑去除、使用葡萄糖酸氯己定冲洗局部龈袋以及加强口腔卫生。在3年的随访中没有检测到炎症迹象，表明种植体周状况良好（图1b）。

讨论

展示的临床病例是一项前瞻性病例系列研究的一部分，该研究通过机械清创联合葡萄糖酸氯己定（CHX）局部抗菌疗法或Er:YAG激光单一疗法，调查了氧化锆种植体的种植体周疾病进行非手术治疗的结果（Schwarz等，2015；John等，2017）。

如病例所示，6个月后，两种治疗程序都与患病种植位点的种植体周组织炎症显著减轻有关（Schwarz等，2015a）。6个月后，53%患者炎症完全消除（无BoP），并在整个3年期间保持不变（Schwarz等，2015；John等，2017）。

目前，应用非手术机械工具联合口腔卫生强化被认为是种植体周黏膜炎处理的标准护理干预措施（Heitz-Mayfield和Salvi，2018；Renvert等，2019）。辅助措施［局部应用抗生素和抗微生物光动力疗法（aPDT）］和替代措施（例如气压喷砂装置和Er:YAG激光）对钛种植体的种植体周黏膜炎的治疗效果仅显示出有限的改善效果（Schwarz等，2015a）。

在这种情况下，意识到这一点很重要，即随着时间的推移患者对支持治疗的依从性已被证明与种植体周组织健康的维持直接相关（Ramanauskaite和Tervonen，2016）。因此，无论治疗方法如何，患者进行定期维护治疗对于维持所获得的治疗效果至关重要。

先前的体外研究结果表明，与钛表面相比，氧化锆表面的牙菌斑生物膜形成减少，这可能有助于随后的家庭护理和专业管理的牙菌斑去除（Rimondini等，2002；Roehling等，2017）。此外，受污染的氧化锆表面去除牙菌斑后与无菌标本表面相似，而钛表面表现出较高的含碳率，这反过来又改变了表面的生物相容性（John等，2016）。

人们可能会推测，在本病例中，氧化锆表面的上述特性提高了整个3年期间治疗效果的稳定性。总之，现有的有限临床数据表明，对参加定期维护计划的患者进行种植体周黏膜炎的非手术治疗是有希望的。

12.4 残留粘接剂引起的种植体周黏膜炎的翻瓣清创治疗

A. Roccuzzo, G. E. Salvi

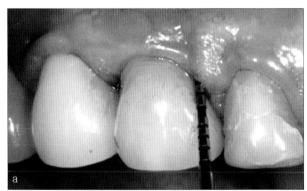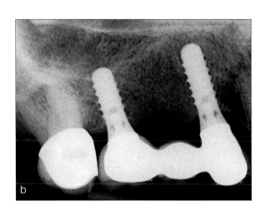

图1a，b 颊侧观和根尖放射线片。上颌右侧尖牙炎症

一位79岁女性患者，于2019年5月由她的私人牙医转诊至瑞士伯尔尼大学牙周病学系。

2005年5月，她在上颌右侧尖牙和上颌右侧第二前磨牙位点共植入了2颗软组织水平种植体（Institut Straumann AG，Basel Switzerland），以支持粘接固位的三单位固定桥。金属烤瓷FDP已用玻璃离子水门汀（Ketac Cem；3M ESPE，Seefeld，Germany）永久粘接。在常规支持治疗过程中，上颌右侧尖牙位点被转诊牙医诊断为种植体周黏膜炎。

患者一般健康状况良好，不吸烟，并表现出良好的自我牙菌斑控制。

现病史

在第一次临床检查中，检测到种植体周黏膜炎的迹象——上颌右侧尖牙位点炎症，龈袋探诊深度增加达7mm，并伴有探诊出血与溢脓（图1a）。患者未述此区域有任何疼痛。放射线片检查显示修复14年后种植体周边缘骨水平稳定，无种植体周边缘骨丧失的迹象，也无粘接剂残留（图1b）。种植体支持式FDP已永久粘接，无法拆除。患者的主要意愿是对受影响的种植体进行治疗，但出于经济原因，不拆除修复体。

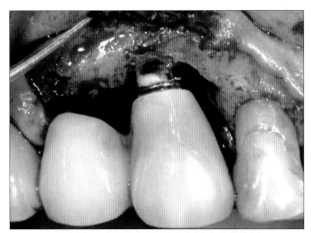

图2　上颌右侧尖牙种植体光滑颈部颊侧残留的粘接剂

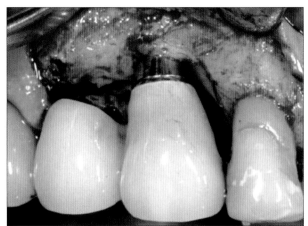

图3　去除残留粘接剂和表面清洁后的种植体表面

在私人诊所牙科保健员定期维护过程中进行非手术机械清创后，我们建议进行额外的治疗，包括翻瓣去除肉芽组织和清洁种植体表面，患者接受。

治疗

翻全厚黏骨膜瓣并去除肉芽组织后，在上颌右侧尖牙种植体颊侧正中检测到粘接剂残留（图2），但未见种植体周边缘骨丧失。相邻的上颌右侧侧切牙的边缘骨水平完好无损。

用钛刮治器小心地去除残留粘接剂。用棉球交替浸泡在葡萄糖酸氯己定和生理盐水溶液中清洁种植体表面（Schou等，2004）（图3）。将黏骨膜瓣缝合在种植体颈部周围，以实现穿黏膜软组织愈合（图4）。

手术干预后，建议患者在治疗区域使用冰袋敷至少2小时。指导她在3周内避免刷牙和手术区域创伤，并在同时期使用0.2%葡萄糖酸氯己定含漱1分钟，每天3次。

10天后拆除不可吸收缝线。除了氯己定冲洗外，还指导患者用软毛牙刷和葡萄糖酸氯己定凝胶轻轻清洁该区域。患者在术后5周恢复使用牙间隙刷和葡萄糖酸氯己定凝胶清洁邻面。

在仔细评估治疗效果后，患者被转诊回私人牙医处接受定期支持治疗，间隔为4个月。

结果

1年随访时，上颌右侧尖牙龈袋探诊深度为4mm，无探诊出血，无溢脓。没有发现种植体周边缘骨水平的变化（图5a，b）。

讨论

在私人牙科诊所常规支持治疗期间，治疗始于正确的诊断（种植体周黏膜炎）（Heitz-Mayfield和Salvi，2018），可能与影响因素（龈下残留粘接剂）的存在有关（Renvert和Polyzois，2015）。这强调了在支持治疗期间通过临床（评估种植体周探诊、探诊出血、溢脓）和影像学参数定期监测种植体的重要性（Salvi和Lang，2004；Salvi和Zitzmann，2014）。

由于影像学检查难以发现种植体颈部颊侧残留的粘接剂（Wilson，2009），因此需要进行手术干预。

选择全厚黏骨膜瓣作为手术入路，以方便使用钛刮治器更好地去除肉芽组织和残留的粘接剂（Heitz-Mayfield和Mombelli，2014）。术中观察显示完整的种植体周邻面骨水平，无边缘骨丧失的迹象。

提高种植体长期留存率和成功率的关键因素之一是在种植体周疾病手术干预后患者对常规支持治疗的依从性，正如某些临床研究结果所强调的那样。在这些研究中大多数患者保持了良好的种植体周健康状况（Heitz-Mayfield等，2018；Roccuzzo等，2018；Carcuac等，2020）。

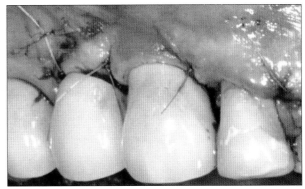

图4　缝合部位

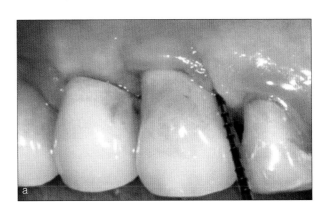

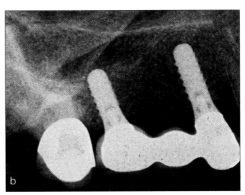

图5a，b　1年随访。颊侧观和根尖放射线片

12.5 需进行软组织增量和冠延长术的晚期上颌右侧中切牙位点的种植体周黏膜炎

E. R. Lorenzana, J. R. Gillespie

种植体支持式修复体的生物学或技工工艺并发症给患者和外科及修复团队带来了沉重负担。出现问题的第一个迹象通常是种植体周软组织的炎症。虽然从来没有治疗并发症的好时机，但长期存在的修复体周软组织炎症的晚期表现引发了一段时间对病例的研究与回顾，以确定治疗史及其对病因学所起的作用。在患者由于个人、经济或专业原因未接受定期维护和临床/影像学检查的情况下，情况会变得更为复杂。当并发症发生在美学区时情况的复杂性将呈指数级增长，因为患者眼中唯一可接受的结果将会是保持修复体的美观。

种植体周黏膜炎的诊断意味着目前的炎症局限于软组织，轻柔探诊时有明显出血，并未导致支持骨丧失，正如使用根尖放射线片、咬翼片或计算机断层扫描进行的影像学研究所示（Zitzmann和Berglundh，2008）。然而，种植体周软组织炎症的消除可能会导致"成功"治疗后软组织体积、位置和整体美观发生预期之外的变化（Renvert等，2008）。

本病例展示了种植体周黏膜炎的治疗，由种植体支持式单冠的残留粘接剂所致，随后进行牙周整形手术并提供新修复体以重现所需的美学效果。

现病史

一位38岁西班牙裔健康女性患者，因上颌右侧中切牙折断而转诊接受评估与治疗，需要拔除患牙并植入种植体。拔牙后即刻植入1颗软组织水平种植体（RN TE SLActive，直径为4.1mm，长度为14mm，Institut Straumann AG，Basel，Switzerland），同时进行引导骨再生（GBR），先覆盖一层在手术部位收集的自体骨屑，然后覆盖去蛋白牛骨矿物质（DBBM）和双层非交联猪胶原膜（Bio-Gide；Geistlich，Wolhusen，Switzerland）。术后立即拍摄根尖放射线片记录种植体的最终位置（图1）。

顺利愈合后，使用定制的氧化锆基台和粘接固位的金属烤瓷冠（Maxcem，Kerr Dental）完成修复。记录术后14个月的结果（图2）。在14个月预约时拍摄的根尖放射线片显示未见明显异常，尤其是在冠边缘未发现可见的残留粘接剂（图3）。

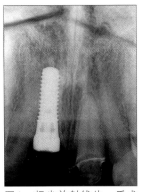

图1　根尖放射线片。手术
当天的种植体位置

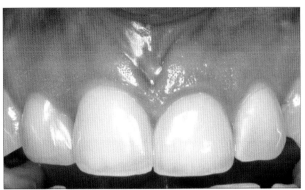

图2和图3　14个月的结果和相应的根尖放射线片，未发现粘接剂残留

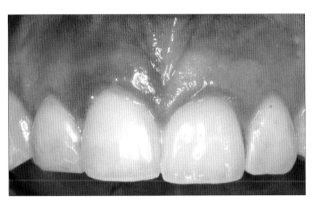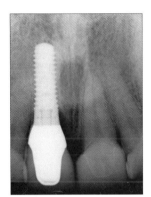

图4和图5　4年后的临床照片和根尖放射线片显示种植体周炎症和上颌右侧中切牙种植体冠部远
中残留的粘接剂"薄膜"

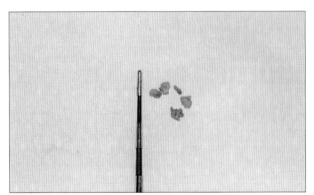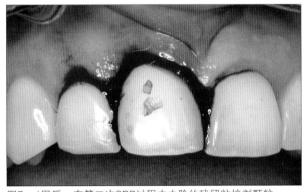

图6　从上颌右侧中切牙种植体周取出的粘接剂颗粒

图7　4周后，在第二次SRP过程中去除的残留粘接剂颗粒

　　4年后，患者出现黏膜肿胀、探诊出血、溢脓以及与上颌右侧中切牙种植牙冠相关的不适（图4）。一张新的根尖放射线片显示了一层材料"薄膜"，提示龈下粘接剂残留，但没有明显的支持骨丧失（图5）。经询问，患者回忆起几年前因牙冠松动，在别的牙医处就诊并粘接牙冠。她不记得是哪位牙医再粘接了牙冠以及所使用的粘接剂类型。

　　同一天，在局部麻醉下对该区域仔细刮治，取出了图6所示的粘接剂颗粒。

　　4周后炎症和探诊出血持续存在，因此在麻醉下再次进行了机械清创，再次取出了残留的粘接剂颗粒（图7）。

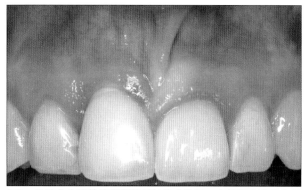

图8 非手术去除粘接剂颗粒后的临床结果。定制氧化锆基台暴露1mm。

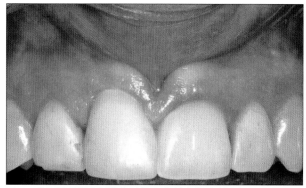

图9 戴入新丙烯酸树脂临时修复体的上颌右侧中切牙种植体

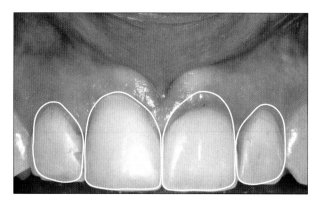

图10 计划的手术和修复示意图

4周后重新评估时炎症与不适消除，但同时黏膜边缘退缩，露出1mm种植体基台（图8）。虽然患者很高兴不再感到疼痛，但她对治疗后修复体的美学效果不满意，并请求医生帮助她纠正这种情况。

治疗

治疗牙医（JG）拆除了种植体基台和牙冠，并放置了改良PEEK RN synOcta Temporary Meso基台（Institut Straumann AG）和粘接固位的bis-GMA 新临时修复体（Integrity；Kerr Dental，Brea，CA，USA），使用Temp Bond固定（Kerr Dental），将粘接线定位在接近组织水平，并允许在以后的手术过程中更简单地取下修复体和重新塑造牙冠轮廓（图9）。

牙周手术计划包括：在上颌右侧中切牙进行自体结缔组织移植增厚黏膜边缘并冠向复位，以及在上颌左侧中切牙进行冠延长并根向再复位组织，然后上颌右侧中切牙和左侧中切牙进行新的修复（图10）。

从上颌左侧第二磨牙远中的上颌结节区域获取结缔组织，并用不可吸收PTFE单丝缝线（Cytoplast，Osteogenics，Lubbock，Texas，USA）缝合供区（图11和图12）。

该技术先前已在ITI第十二卷第6.8章节中进行了描述与讨论。简而言之，上颌第二磨牙远中的结节区域是最常见的二次供区部位，可从此处获取自体组织（Studer等，1997）。如本病例所展示的位点，只需要少量组织，鉴于其优于腭部组织的优

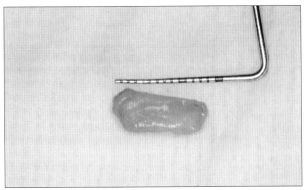
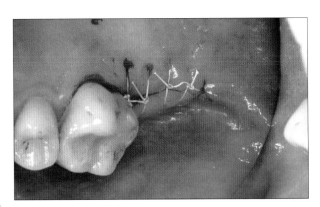

图11和图12　从上颌左侧第二磨牙远中结节区域获取的结缔组织

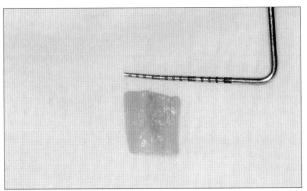
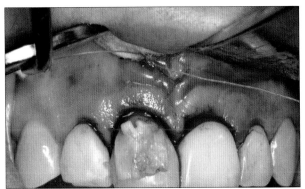

图13　"蝴蝶切"将所获取的组织修改为所需的尺寸

图14　把软组织移植物牵引入上颌右侧中切牙处制备好的软组织袋中

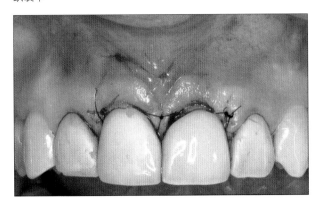

图15　手术部位关闭创口

势，上颌结节区域应被视为天然牙或种植体软组织移植供区的首选。这些优势包括组织密度高（与腭侧移植物相比，增加了固有层与黏膜下层）、位置远离舌、种植体周稳定性高于腭侧移植物，以及报告的疼痛和不适较少（Rojo等，2018；Sanz-M等，2018；Rojo等，2020；Amin等，2018；Godat等，2018）。

采用新的#15刀片小心地通过"蝴蝶切"将获取的组织仔细修改为所需的尺寸（图13）。

通过在天然组织下制备隧道来准备上颌右侧中切牙受区部位，注意不要切断龈乳头。使用5-0铬肠缝线（Ethicon，Somerville，NJ，USA）通过水平褥式缝合技术将软组织移植物牵引入受区部位。通过隧道对上颌左侧中切牙进行去骨和骨成形术（图14）。

用6-0单股尼龙线（Ethilon；Ethicon）悬吊缝合，进一步固定组织（图15）。

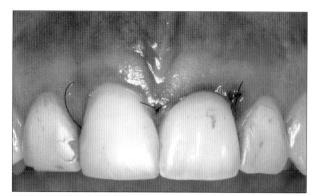

图16 2周时愈合顺利

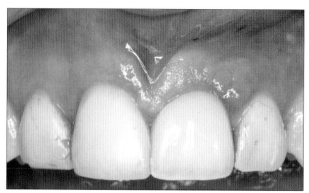

图17 上颌左侧中切牙术后2个月组织再度生长

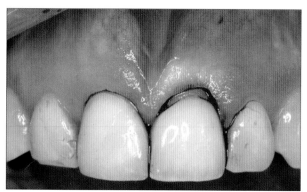

图18 在上颌左侧中切牙处进行牙龈切除术以重建理想轮廓

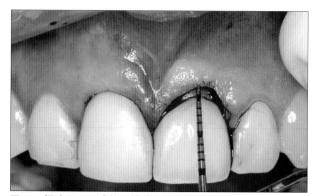

图19 探诊显示正确的牙槽嵴上牙龈附着（生物学宽度）

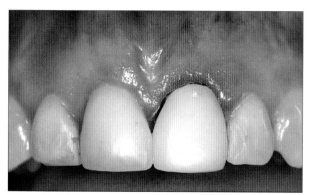

图20 完成上颌左侧中切牙的即刻修复

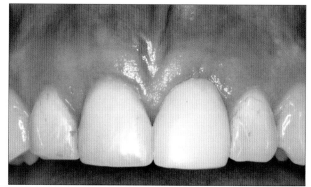

图21 牙龈切除术后2周

2周随访照片显示愈合无异常（图16）。然而，上颌左侧中切牙处的组织已经冠向迁移进冠缘的根方间隙内。

2个月时组织边缘仍然不对称，因此决定配合牙龈切除术以去除多余组织，并调整临时修复体边缘使其在所需位置支持组织（图17）。

通过内斜切口完成牙龈切除术，并在给患者戴入即刻临时修复体之前，确认好牙槽嵴上的牙龈附着（图18和图19）。

在牙龈切除术当天，将上颌左侧中切牙临时修复至所需的龈缘位置，在愈合阶段为组织提供理想的支持（图20）。

牙龈切除术2周后，龈缘达到了预期的对称性（图21）。

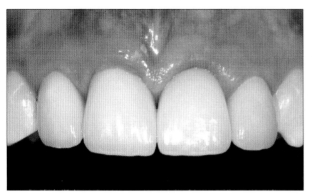
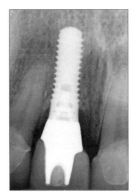

图22和图23 戴入最终修复体，根尖放射线片证实无残留龈下粘接剂

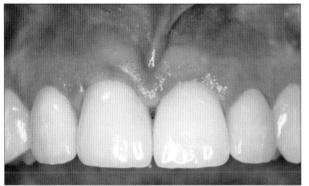

图24 戴入后2个月，患者担心上颌右侧中切牙和左侧中切牙之间的缝隙

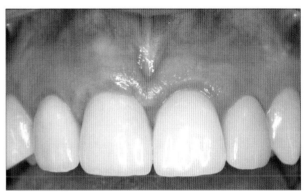

图25 1年后龈乳头彻底填充邻间隙

6个月后，使用定制的氧化锆基台通过仔细的粘接（Maxcem；Kerr Dental）戴入了最终的二硅酸锂修复体（Emax，Amherst，NY，USA），将粘接线抬高到可触及的位置。拍摄根尖放射线片以确认龈下无粘接剂残留（图22和图23）。

随访

2个月后，患者因对上颌右侧中切牙和左侧中切牙之间退缩的龈乳头不满意而再次就诊（图24）。牙冠轮廓以及接触点与牙间骨之间的距离对于龈乳头完全填充（<5mm）是理想的，并且龈乳头填充空间只是时间问题，因此患者消除了疑虑（Tarnow等，1992）。

1年后，龈乳头彻底填充邻间隙（图25）。

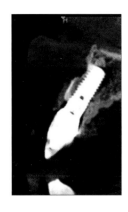

图26　6年时CBCT扫描。颊侧骨板的长期稳定性

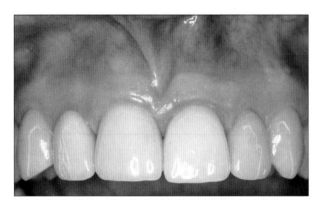

图27　6年时牵拉口唇的正面观（初始种植体植入后13年）

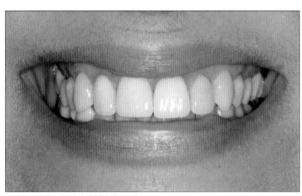

图28　6年时患者的微笑照片

5年后，该患者就诊进行下颌右侧第二前磨牙种植治疗，这使在上颌右侧中切牙种植体戴入6年后，可以通过锥形束计算机断层（CBCT）扫描对其进行长期效果的重新评估。扫描显示存在稳定的骨水平，包括稳定的颊侧骨板（图26）。

此外，获得的临床照片记录了软组织的成熟和稳定性，上颌右侧中切牙处软组织移植物只有轻微的瘢痕。总体而言，组织已经稳定在所需位置，验证了修复性软组织和修复性手术的长期结果，患者的微笑显示出令人愉悦的美学效果（图27和图28）。

讨论

在美学区治疗种植体周炎症，无论是局限于软组织（如所展示的种植体周黏膜炎病例）还是涉及支持骨（种植体周炎），都可能导致意想不到或无法预见的美学破坏。在本病例中，通过多次非手术SRP去除残留的粘接剂颗粒消除了上颌右侧中切牙种植体周的炎症，但也导致牙龈退缩和个性化氧化锆基台暴露。这引发了新一轮的治疗计划和牙周-修复合作，以达到理想的美学效果。

无论边缘放置的深度如何，龈下粘接剂的残留都是一个问题，但是随着修复体边缘龈下深度的增加，粘接剂残留的发生率和无法完全去净的可能性会增加（Linkevicius等，2013）。令这种情况进一步复杂化的是，残留粘接剂颗粒的临床表现和症状可能需要数年时间才能出现（Wilson，2009）。本病例中，在牙冠脱落再粘接后患者保持了数年。

对于任何并发症，最可预期的治疗方法是从一开始就预防并发症。如果将种植体放置在更靠腭侧的位置以实现螺钉固位的修复方式，则可能会完全避免所描述的情况。然而，正确操作的粘接固位修复体有充分的成功记录，正如这个特殊病例，6年随访所证明的那样（Wittneben等，2014）。牙周-修复团队必须评估每个病例的所有方面，以确保每位患者的理想方法，并了解每种方法的优势和局限性。

12.6　氧化锆种植体周炎的治疗

F. Schwarz, A. Ramanauskaite

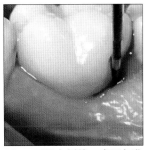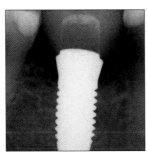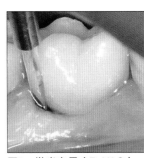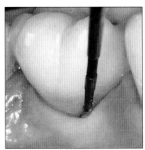

图1　下颌右侧第一磨牙氧化锆种植体的种植体周炎（探诊出血和溢脓）。探诊深度为5mm

图2　早期的根尖放射线片显示近中和远中骨丧失

图3　激光应用（Er:YAG）：使用凿形玻璃纤维工作尖

图4　3年时临床观显示健康的种植体周状况（无探诊出血和溢脓）。探诊深度为3mm

由于其良好的临床性能，氧化锆种植体最近成为钛种植体的流行替代品，特别是在高美学需求区（Holländer等，2016；Roehling等，2016；Lorenz等，2019）。然而，虽然文献报告了高的留存率和成功率，但氧化锆种植体在短观察期内都会受到种植体周疾病的影响，这表明在氧化锆种植体中治疗种植体周疾病的重要性（Becker等，2017）。

病例展示

本病例是记录氧化锆种植体进行的种植体周炎治疗系列研究的一部分（Schwarz等，2015a；John等，2017）。本病例描述了在修复下颌右侧第一磨牙的氧化锆种植体上使用激光照射治疗种植体周炎。

在全瓷冠修复的两段式螺纹状氧化锆种植体检查到存在探诊出血（BoP）、溢脓和影像学上骨丧失，临床诊断为种植体周炎（图1和图2）。

使用带有凿形玻璃纤维工作尖（尺寸：0.4mm×1.65mm；传输系数：0.85；100mJ/脉冲，对应于12.7J/cm^2；10Hz）的Er:YAG激光（KEY3，KaVo，Biberach，Germany）单一疗法（Schwarz等，2005；Schwarz等，2015a；John等，2017）（图3）。此外，还提供了口腔卫生指导以确保每天去除生物膜。

该患者参加了每年一次的定期维护计划，其中包括专业的龈上牙菌斑去除和加强口腔卫生。在3年的随访中，种植体周状况健康，没有检查到炎症迹象（无BoP），表明治疗效果成功，炎症得到消除（图4）。

讨论

该临床病例是一项前瞻性系列研究的一部分，通过联合局部抗菌疗法［葡萄糖酸氯己定（CHX）］的机械清创术或Er:YAG激光单一疗法，研究氧化锆种植体的种植体周炎治疗效果（Schwarz等，2015b；John等，2017）。

6个月后，虽然这两种治疗程序都与种植体周组织炎症的显著减少有关，但只有29%患者在最初的种植体周炎部位实现了疾病的完全消除（无BoP及PD≥6mm）（Schwarz等，2015a）。值得注意的是，在整个3年期间BoP有进一步改善的趋势，这导致39%患者在3年后观察到疾病完全消除（John等，2017）。据笔者所知，这是第一项评价氧化锆种植体的种植体周疾病治疗效果的研究。

与种植体周黏膜炎相比，在种植体周炎位点，单独的非手术机械治疗在消除钛种植体周疾病方面的效果有限（Schwarz等，2015a）。事实上，辅助措施［局部应用抗生素和抗微生物光动力疗法（aPDT）］和替代措施（例如气压喷砂装置和Er:YAG激光）都被证明可以改善种植体周炎的非手术治疗效果，虽然仅限于6～12个月（Schwarz等，2015a）。

治疗6个月后与机械清创术相比，使用Er:YAG激光治疗钛种植体的中晚期种植体周炎病例与显著的临床改善相关，BoP显著降低证明了这一点（Schwarz等，2005）。尽管如此，Er:YAG激光的卓越有益效果并没有在整个12个月期间得到维持，因为大多数实验和对照位点经常出现再感染迹象（Schwarz等，2006）。这些数据证实了之前系统评价和分析的发现，这些结果也无法确定任何激光治疗（包括Er:YAG和二极管激光器）优于钛种植体周疾病的常规治疗（Kotsakis等，2014；Lin等，2018）。

在目前的病例中，氧化锆表面的特性以及种植体周炎在疾病早期阶段得到治疗这一事实可能促成了整个3年期间的稳定结果（Rimondini等，2002；John等，2016；Roehling等，2017）。综上所述，对于接受Er:YAG激光定期维护的患者，早期氧化锆种植体周炎的非手术治疗是有希望的。

12.7 种植体周炎的手术治疗：翻瓣清创术后7年随访

L. J. A. Heitz-Mayfield

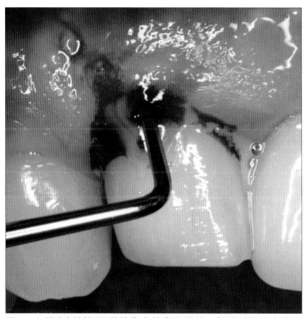

图1 上颌右侧侧切牙种植位点的临床照片，探诊时大量出血和溢脓。记录的种植体周探诊深度为11mm

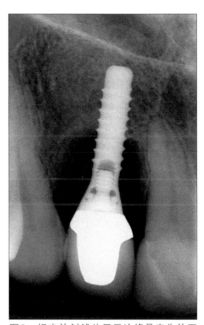

图2 根尖放射线片显示边缘骨丧失约至种植体长度的50%

一位65岁女性患者，于2013年转诊给牙周医生，以评估和处理上颌右侧侧切牙种植体的感染。该种植体是10年前植入的，并通过粘接单冠修复。患者不吸烟，全身健康状况良好，全口检查显示广泛性轻中度慢性牙周炎。全口牙菌斑指数和全口出血指数<25%。剩余牙列的探诊深度为4~6mm。经检查，上颌右侧侧切牙种植体的探诊深度为11mm，探诊出血和溢脓（图1）。

患者注意到种植体周的软组织有些肿胀和不适。根尖放射线片显示边缘骨丧失约至种植体长度的50%（图2）。

无法获得转诊之前的放射线片进行比较。诊断为种植体周炎。告知患者存在明显的骨丧失，并且要考虑的一种治疗选择是取出种植体。告知患者为了治疗和维持种植体，鉴于骨丧失的程度和种植体周袋的深度，可能需要手术入路。还要告知患者在治疗后会出现软组织边缘退缩。患者选择尝试尽可能长时间地维持种植体。

为患者提供了治疗计划和成本估算，并告知她如果存在持续感染或进行性骨丧失，可能需要拔除种植体。治疗方案包括：

- 牙列和种植位点的非手术处理、口腔卫生指导。
- 重新评估。
- 种植位点的手术治疗（翻瓣清创术或重建治疗，如果种植体周炎缺损包含骨内型缺损）。
- 牙周和种植体周支持治疗。

非手术治疗

患者进行了2次全牙列的非手术龈上及龈下清创术和口腔卫生指导。在上颌右侧侧切牙种植位点，使用钛刮治器完成了非手术机械清创。在上颌右侧侧切牙种植位点提供了使用电动牙刷和牙线的口腔卫生指导。

6周时，对牙周和种植体周组织进行重新评估。牙周健康得到改善，探诊深度减少（在剩余牙列处没有残留袋>4mm）和炎症水平（全口出血指数减少至10%）降低。在种植位点，种植体周的深探诊深度（7～9mm）仍然存在，持续性探诊出血。计划通过外科手术与全身应用抗生素联合对种植体表面进行清洁。

手术瓣入路和种植体表面去污

进行了瓣入路程序，翻唇侧和腭侧黏骨膜瓣，伴随近中和远侧垂直松弛切口以获得到达种植体周炎缺损处的通道（图3）。去除炎症组织，显示环形水平骨丧失，无骨内型部分（图4）。环形骨上型缺损被认为不适合重建方法，遂进行了翻瓣清创术。使用往复式机头中的钛刷对种植体表面进行清洁，同时用无菌生理盐水冲洗（图5）。

将组织瓣定位在术前水平，间断缝合（不可吸收尼龙5-0缝线）关闭创口，提供术后护理指导（阿莫西林500mg每天3次，甲硝唑400mg每天3次，持续7天）。指导患者用0.12%葡萄糖酸氯己定漱口水含漱，每天2次，每次1分钟，持续4周。告知患者全身应用抗生素后可能出现的副作用；但是，她没有受到任何不利影响。患者术后10天拆线（图6）以及1个月和3个月时进行复查与支持治疗。

3个月重新评估

手术治疗3个月后，种植体周感染得到消除［无探诊出血或溢脓，探诊深度减少（PD 4～5mm）］。种植体周软组织边缘也退缩了2mm。然后，每6个月对患者进行一次监测和种植体周/牙周支持护理。

12个月重新评估

术后12个月，种植体周探诊深度为3～4mm，无探诊出血和溢脓（图7和图8）。可见种植体周软组织唇侧边缘有2mm凹陷（图7）。患者对此并不担心，因为她在微笑时唇线较低（图9）。

根尖放射线片未见进一步的骨丧失。

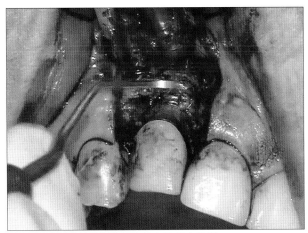

图3　翻黏骨膜瓣并用钛刮治器去除炎症组织

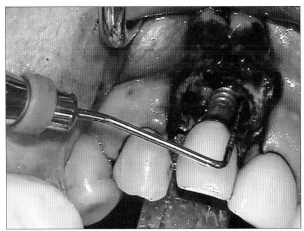

图4　去除炎症组织后的种植体周骨缺损。观察到无环形骨内型缺损。该缺损可归类为环形骨上型缺损（CSD）。从种植修复体边缘到缺损基底部的距离为11mm

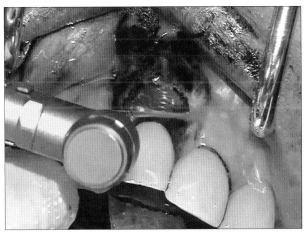

图5　使用带有盐水冲洗的钛刷对种植体表面进行清洁。使用往复式机头中的钛刷可轻松接触种植体表面

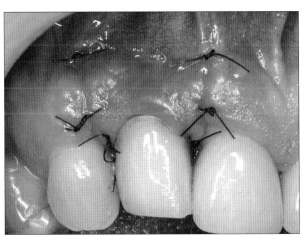

图6　术后10天拆线前

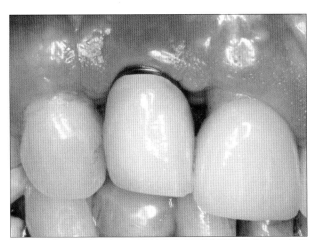

图7　手术治疗后12个月，种植体周颊侧黏膜退缩（2mm）和健康的种植体周组织

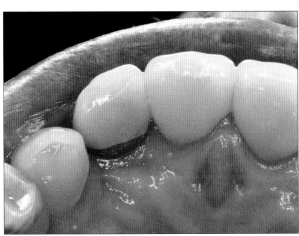

图8　手术治疗后12个月，上颌右侧侧切牙种植体位点的腭侧观

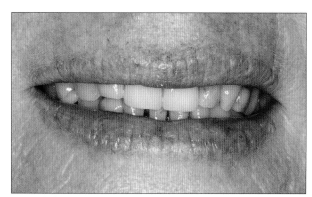

图9 患者唇线低，微笑时看不到暴露的钛种植体

7年随访

手术治疗后7年，种植体周组织健康，无探诊出血或溢脓。探诊深度为2～3mm（图10）。根尖放射线片显示种植体周有一些骨再生（图11）。患者对美学效果感到满意，生物膜控制良好，并且对常规支持治疗依从性良好。

结论

本病例描述了一种用于处理种植体周炎的抗感染方法。重要的是，全牙列的治疗是抗感染方案的一部分，以消除深牙周袋，这些牙周袋可作为种植位点细菌再定植的储存库。在种植体周炎手术后，要遵循严格的术后护理和支持维护方案。

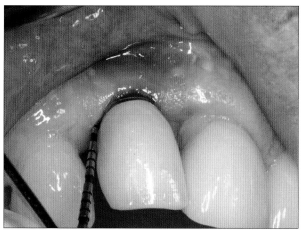

图10 手术治疗和常规支持治疗后7年。探诊深度为3mm，无探诊出血

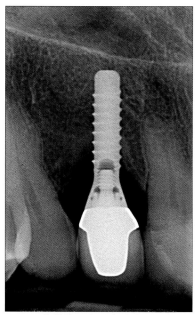

图11 种植体周炎手术治疗7年后的根尖放射线片显示骨再生

12.8 包含种植体成形术的种植体周炎切除手术治疗

M. Solonko, I. Sanz-Sánchez, M. Sanz

一位63岁男性患者，转诊至马德里康普顿斯大学（Complutense University of Madrid）的研究生诊室治疗种植体周炎。患者自述10年前因严重的牙周炎拔除了上颌全部牙齿，并进行了8颗种植体支持式全牙列种植固定修复。除了修复医生偶尔的复查以外，他未做过牙周支持治疗。

现病史

口内检查可见上颌为种植体支持式全牙列金属－烤瓷修复体，下颌为可摘局部义齿。上颌种植体支持式修复体是粘接固位的，但是粘接剂已经溶解，患者可以很轻松地取下修复体（图1和图2）。

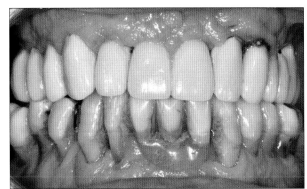

图1 初诊检查。上颌种植体支持式全牙列修复体，下颌可摘局部义齿

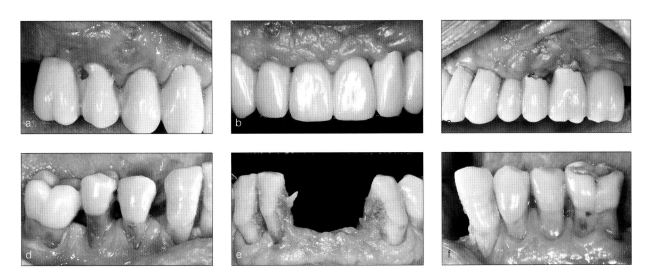

图2a~f 初诊检查。六分区的颊侧观

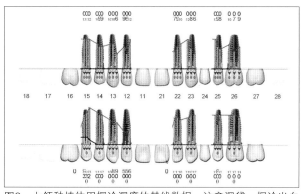

图3 上颌种植体周探诊深度的基线数据。注意深袋、探诊出血（BoP）及溢脓的存在

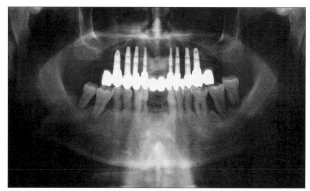

图4 基线的全景片。种植体周和牙周的骨水平相当，牙周炎和种植体周炎并存

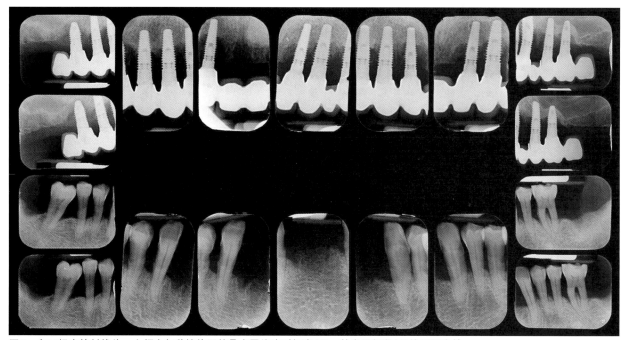

图5 全口根尖放射线片。上颌全部种植体周的骨水平均达到根尖1/3，其余牙保留1/3的牙周支持

全口牙周检查表显示上颌种植体的探诊深度在6～12mm之间，伴有大量探诊出血（BoP）和溢脓。全口牙菌斑指数为100%，BoP指数为65%，溢脓指数为47%（图3）。影像学检查可见余留的7颗种植体有严重的骨丧失，＞50%的种植体长度（图4）。

下颌余留牙的影像学检查显示广泛性第Ⅳ期牙周炎（图5）。

去除上颌修复体后，大部分种植体周可见溢脓（图6和图7）。上颌右侧第一磨牙的种植体松动。

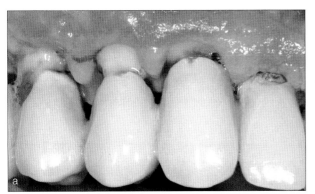 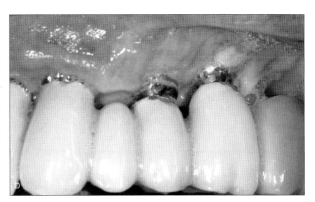

图6a，b　上颌种植体周溢脓

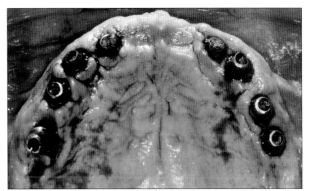

图7　取下全牙列烤瓷修复体后的上颌种植体

非手术治疗

在初诊时拔除上颌右侧第一磨牙松动的种植体（图8）。患者接受了完整的口腔卫生宣教，包括如何用电动牙刷和牙间隙刷维护余留牙与种植体。

余留牙进行了全面的牙周治疗，包括龈下刮治、根面平整以及辅助应用抗微生物药物治疗（口服甲硝唑500mg每天3次，氯己定漱口水含漱）。同时也进行了种植体周炎的非手术治疗，包括用碳

工作尖和钛刮治器清洁种植体表面，氯己定龈下冲洗和甘氨酸粉末喷砂抛光。

4个月后评估非手术治疗的效果。虽然充血、水肿和溢脓的情况得到明显改善（图9～图11），但探诊深度并未显著减小，并且所有种植体周依然存在探诊出血（图12）。虽然非手术治疗对于减小种植体周袋和探诊出血是有效的，但对于此患者而言效果并不显著。

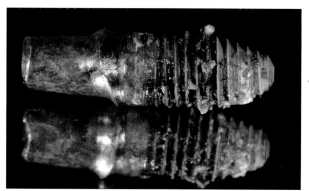

图8　拔除松动的上颌右侧第一磨牙种植体

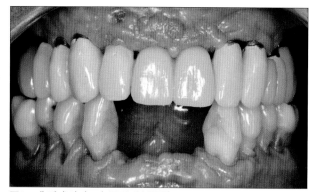

图9　非手术治疗4个月后重新评估

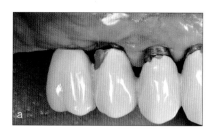

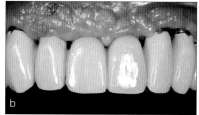

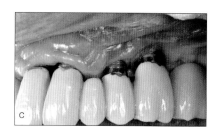

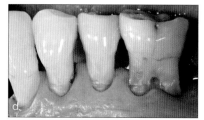

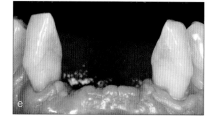

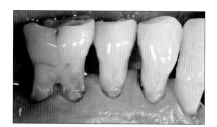

图10a~f　4个月后复查。六分区的颊侧观

手术治疗

由于全部种植体周仍有明显的种植体周炎相关的炎症征象，包括余留种植体周袋和临床炎症（BoP），因此考虑行切除手术治疗，不仅是为了方便彻底去除牙菌斑和对种植体表面进行清创，同时通过根向复位种植体周组织，减少种植体周袋。

此外，我们还努力获得一个可维持的种植体表面形态。将暴露的种植体表面进行成形，磨除暴露的螺纹，平整和抛光暴露的种植体表面，以获得一个细菌不容易积聚的环境（图13~图17）。

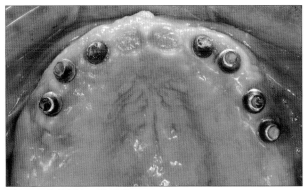

图11 4个月复查，殆面观

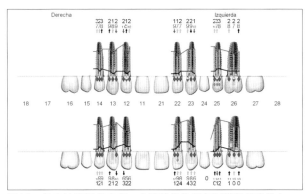

图12 复查的牙周检查表。全部种植体都有深袋及探诊出血

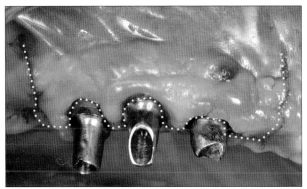

图13 手术治疗有种植体周炎的种植体。龈瓣的设计包括牙槽嵴顶水平切口和垂直松弛切口

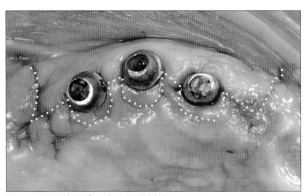

图14 龈瓣的设计：扇贝形腭侧瓣

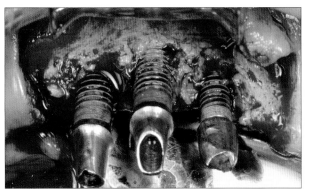

图15 翻全厚瓣，颊侧观

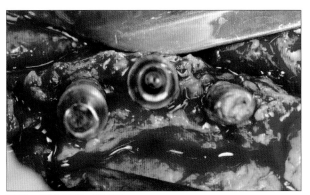

图16 翻全厚瓣，殆面观

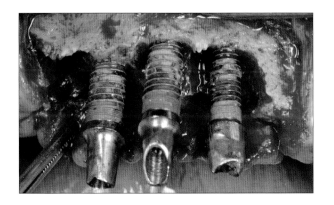

图17 种植体表面清洁之前，肉芽组织已被去除

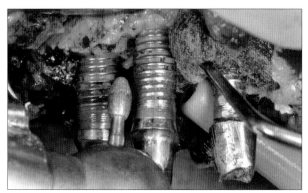

图18 用橄榄状金刚砂车针磨除暴露的螺纹

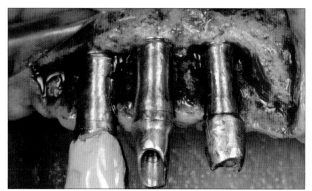

图19 用阿肯色石磨头平整和抛光暴露的种植体表面。重塑种植体周骨边缘以便根向复位瓣更好地附着

种植体成形的过程中用金刚砂车针和阿肯色石磨头在大量冲洗的情况下，磨除粗糙的种植体表面，注意不要将种植体直径磨细。为去除种植体成形过程中产生的钛颗粒，首先用盐水漱口，接着冲洗，冲洗针头垂直对准暴露的组织（图18和图19）。

清洁干净后，将龈瓣根向复位、缝合，暴露抛光的种植体表面（图20和图21）。嘱患者用氯己定漱口水含漱，术后平稳愈合2周后拆线。术后2周，患者恢复正常的口腔卫生习惯（图22~图25）。

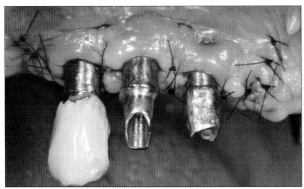

图20　用5-0和6-0尼龙线缝合，颊侧观

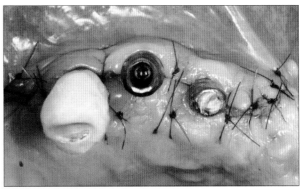

图21　用5-0和6-0尼龙线缝合，殆面观

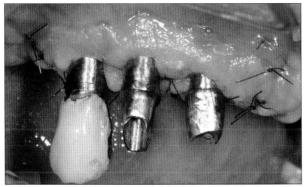

图22　愈合2周后，颊侧观

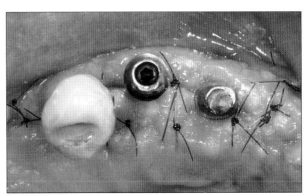

图23　愈合2周后，殆面观

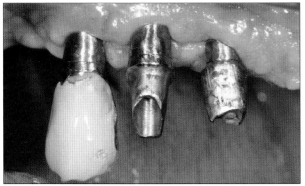

图24　愈合3周后，颊侧观

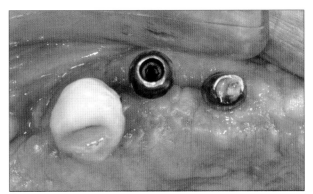

图25　愈合3周后，殆面观

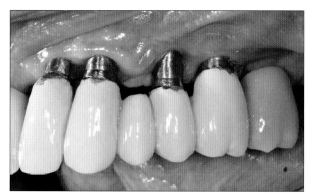

图26 上颌左侧种植体。上颌左侧第二前磨牙和第一磨牙种植体周缺乏角化黏膜

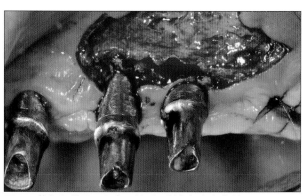

图27 软组织增量。翻半厚瓣后，制备根向复位瓣

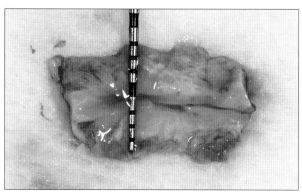

图28 从上颌结节区获取上皮下结缔组织移植物

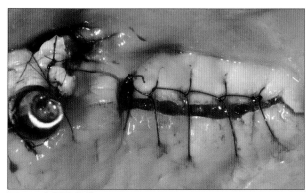

图29 上颌结节供区

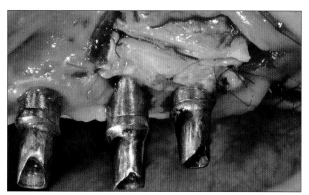

图30 将游离结缔组织瓣放在骨膜上的受区，缝合

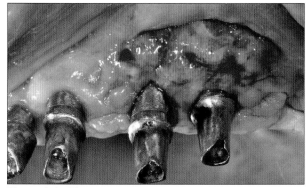

图31 愈合1周

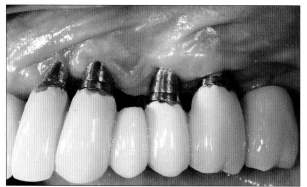

图32 术后4个月复查

种植体周组织愈合后，上颌左侧第二前磨牙和第一磨牙种植体周有部分区域缺乏充足的角化黏膜。患者很难清洁该区域，因此导致了慢性炎症（种植体周黏膜炎）。为了增宽角化黏膜，便于修复体清洁，采用了游离结缔组织瓣结合根向复位瓣的术式（图26～图32）。

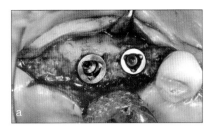
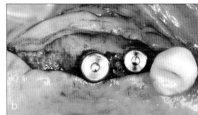
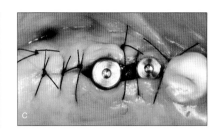
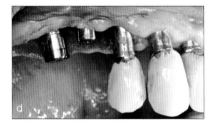
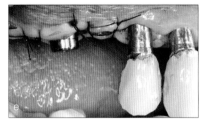

图33a~e 在上颌右侧第二前磨牙和第一磨牙位点分别植入种植体，同期用骨凿法行穿牙槽嵴上颌窦底提升术

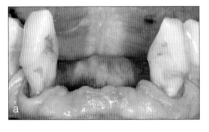
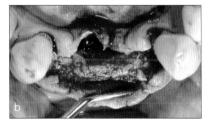
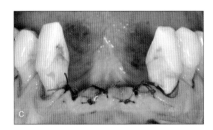
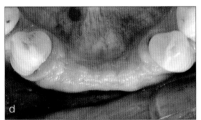
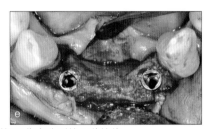
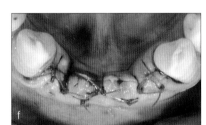

图34a~f 在下颌左侧侧切牙和下颌右侧侧切牙位点分别植入种植体

在获得牙周和种植体周组织健康后，以下缺牙区域分别植入新的种植体：上颌右侧第二前磨牙、上颌右侧第一磨牙、下颌左侧侧切牙和下颌右侧侧切牙。在完成骨结合后进行了种植体支持式固定义齿修复（图33和图34）。

我们为患者制订了支持维护治疗方案，要求患者每4~6个月进行复查。最近的一次复查是种植体周炎手术3.5年后。

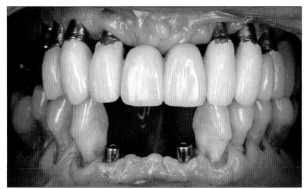

图35 种植体周炎术后2年的临床检查，正面观

结果

　　图35～图40记录了术后2年的牙周和种植体周检查，结果显示了牙周和种植体组织的健康状况（无PPD > 5mm、BoP阳性的位点，未见种植体周进行性骨丧失）。

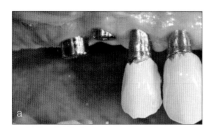
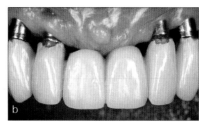
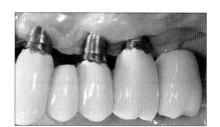
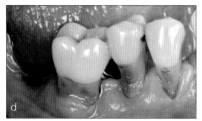
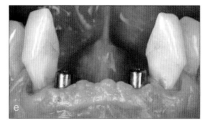
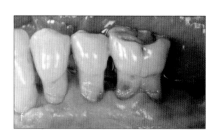

图36a～f 种植体周炎术后2年的临床检查，六分区的颊侧观

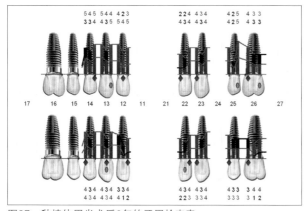

图37 种植体周炎术后2年的牙周检查表

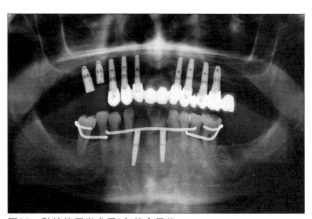

图38 种植体周炎术后2年的全景片

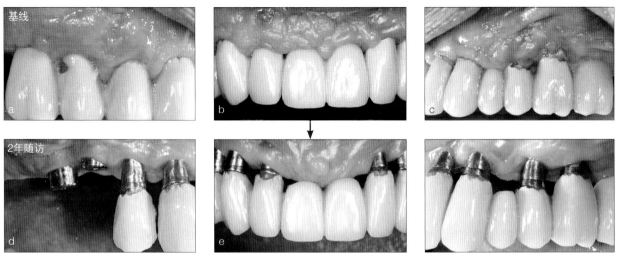

图39a~f　基线和种植体周炎术后2年的对比

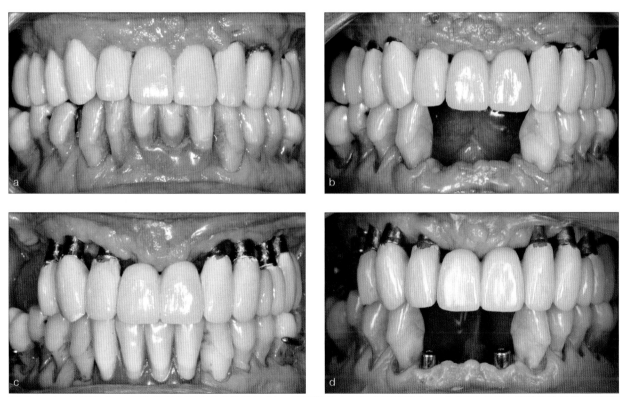

图40a~d　从基线（a；初诊情况）至非手术治疗后（b；重新评估）以及术后短期（c；愈合2个月后）和种植体周炎术后2年（d；2年复查）的病情变化

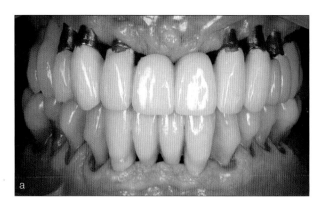 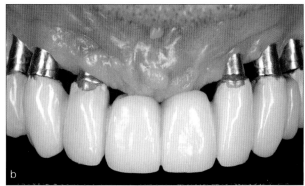

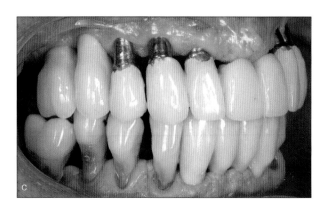 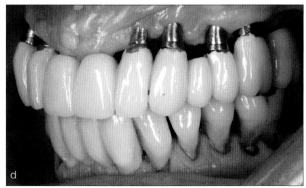

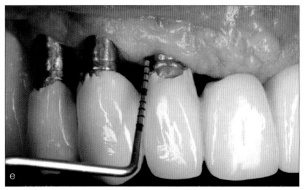 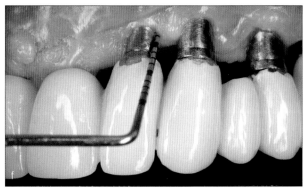

图41a~f　种植体周炎手术3.5年后的临床检查，正面观（a）、上颌正面观（b）、上颌侧面观（c，d）以及种植体周探诊（e，f）

图41~图43展示了牙周手术3.5年后牙周及种植体周的骨水平。没有探诊深度＞5mm的深袋。尽管有种植体周黏膜炎的迹象，种植体也可以进行规律的维护，医生和患者均可以很容易地清洁暴露的种植体表面。

图44显示种植体功能良好且患者满意度很高，尽管抛光种植体的表面会暴露，但是患者微笑时不会露出。

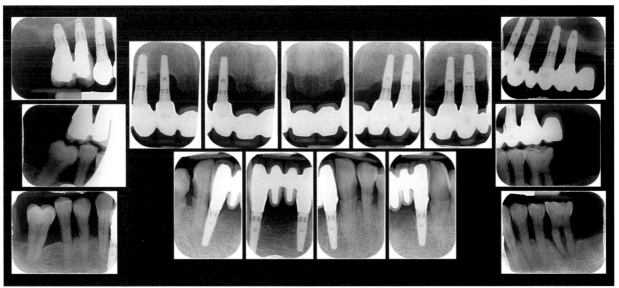

图42　种植体周炎手术3.5年后的根尖放射线片

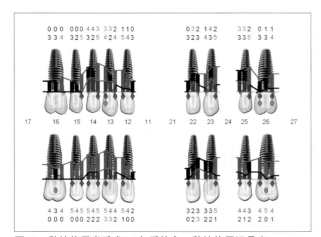

图43　种植体周炎手术3.5年后的全口种植体周记录表

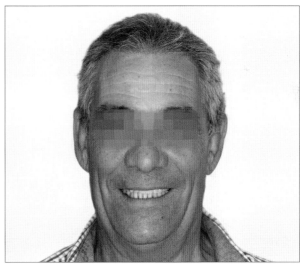

图44　患者对修复体的功能非常满意

讨论

本病例描述了对一位严重的广泛性种植体周炎患者的手术治疗过程,包括非手术清创和种植体成形的切除手术。经过3.5年每4～6个月严格的维护治疗,该患者在骨水平的维持、浅的探诊深度及炎症控制方面均有成功的效果。这些结果与其他学者(Serino等,2014)的报告一致,他们通过切除手术,但未进行种植体成形术,在5年后成功维持了种植体周骨水平。

种植体表面成形的目的是磨除暴露的种植体螺纹,改造种植体表面,将粗糙表面的种植体转变为光滑表面(Costa-Berenguer等,2017),从而提高口腔清洁效果,防止细菌在暴露的种植体粗糙表面积聚。临床试验(Romeo等,2005)显示,该辅助治疗手段可以提高临床效果,有利于疾病控制(Bianchini等,2019)。但是,减小种植体直径会增加种植体折裂的风险,种植体成形过程中产生的钛颗粒可能会妨碍组织愈合。然而,最近的一篇综述提出此方法不会增加生物学或机械并发症的风险(Stavropoulos等,2019)。

12.9 种植体周炎的手术治疗：重建手术治疗后3年随访

L. J. A. Heitz-Mayfield

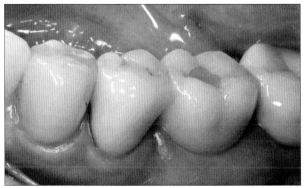

图1 下颌左侧第一磨牙螺钉固位冠

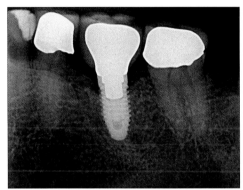

图2 根尖放射线片显示边缘骨丧失至第2个螺纹

一位70岁女性患者，由全科医生转诊给牙周医生，目的是评估和治疗下颌左侧第一磨牙的种植体感染（图1）。

全科医生注意到在探诊检查过程中溢脓的现象。种植体是7年前植入的，修复体为螺钉固位单冠。患牙是由于修复失败而拔除。患者不吸烟，健康状况良好。牙周检查发现余留牙没有探诊深度>3mm的位点，全口出血指数<10%。下颌左侧第一磨牙种植位点的探诊深度为5～7mm。牙冠轮廓不方便种植体的探诊。根尖放射线片显示近远中边缘骨丧失约位于该骨水平种植体的第2个螺纹（与初诊医生提供的戴牙时的根尖放射线片相比可见进行性骨丧失）（图2）。

初诊医生提供了之前的影像学资料（2张全景片）显示种植体周有进行性骨丧失，种植体周炎的诊断明确。

我们与患者讨论了治疗方案和费用，治疗方案包括非手术治疗和手术治疗，后者包括单独翻瓣清创或者翻瓣后根据种植体周缺损情况同期植入骨代用品做重建治疗。我们告知患者术后可能需要规律的支持治疗，并且还可能存在进一步骨丧失或感染复发的情况。同时我们还告知患者术后软组织退缩的风险及可能带来的美学和邻间隙增大的问题。患者选择了对种植体周炎的治疗，想尽可能长时间地保留该种植体。

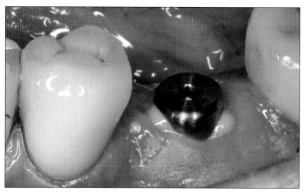

图3 取下螺钉固位修复体，拧入愈合基台。下颌左侧第一磨牙种植体上愈合基台在位，初诊可见溢脓

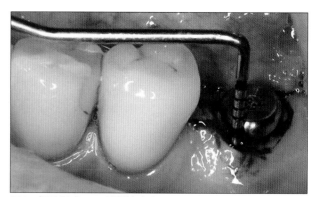

图4 探诊深度8mm伴探诊出血

非手术治疗

口腔卫生宣教，建议患者使用电动牙刷和牙线。为了方便清创，我们取下种植修复体，拧入愈合基台。愈合基台使探诊更方便，种植体周探诊深度为8～9mm，同时有溢脓和探诊出血（图3和图4）。

使用喷砂装置（Perio-Flow System；EMS，Nyon，Switzerland）和赤藓糖醇粉末进行非手术的机械清创。患者希望能保留愈合基台直至治疗结束且有效果为止。

6周后重新评估牙周和种植体周组织的情况。治疗颇有成效，种植体的探诊深度减小。检查可见探诊深度7mm伴有探诊出血，我们计划进行种植体表面清洁的外科手术同时给予全身应用抗生素治疗。

重建手术

愈合基台在位，翻开颊舌侧黏膜瓣可进入种植体周缺损区域和种植体表面。去除炎症组织，可见环形骨内型缺损（图5），重建手术适用于该缺损类型。

用细的钛超声工作尖清洁种植体表面，并用无菌生理盐水冲洗。用带有10%胶原的去蛋白牛骨矿物质填充缺损区域（图6a，b）。

因为骨移植材料可以很好地填充于环形骨缺损区内，因此不需要使用屏障膜。围绕愈合基台复位黏膜瓣并缝合。告知患者术后注意事项和围手术期抗生素的使用（阿莫西林500mg每天3次，甲硝唑400mg每天3次，口服7天）。同时嘱患者用0.12%氯己定漱口水含漱，每天2次，每次1分钟，持续4周。并告诉患者可能的抗生素副作用。告知患者术后7天拆线，术后1个月、3个月复查并进行支持治疗。

3个月后复查

手术治疗后3个月，炎症已被控制（无溢脓或探诊出血，探诊深度减小至5mm）。未见种植体周软组织退缩。因此告知患者6个月后再来复查并做支持治疗，即用专业的喷砂设备及赤藓糖醇粉末去除种植区域的牙菌斑生物膜。其余牙也在每次复诊时做牙周支持治疗。患者态度非常积极，自我牙菌斑控制效果良好，并要求在术后12个月复查后再戴入种植修复体。

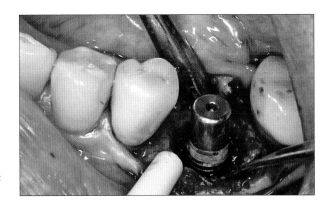

图5 术中去除炎症组织和种植体表面清洁后可见环形骨内型缺损。骨缺损深度为5mm、宽度为3mm

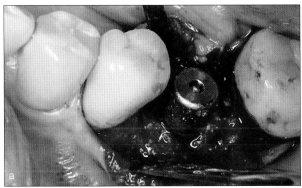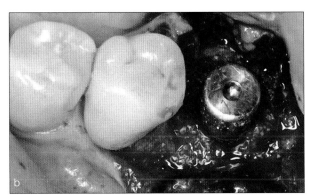

图6a，b 术中将骨代用品（含10%胶原的去蛋白牛骨矿物质）放入种植体周环形骨内型缺损处

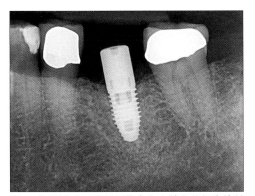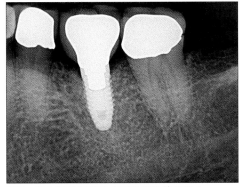

图7 重建手术12个月后带有愈合基台的根尖放射线片，可见种植体第1个螺纹的上方有骨再生现象

图8 戴入新的螺钉固位冠的根尖放射线片

12个月后复查

术后12个月，可见种植体周软组织稳定，探诊深度3mm且无探诊出血。根尖放射线片可见骨再生和骨缺损被充满的现象（图7）。

由于邻牙有轻微移动，因此重新制作了螺钉固位冠（图8和图9）。

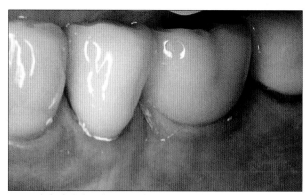

图9 治疗种植体周炎3年后健康的种植体周组织

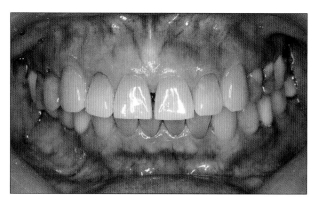

图10 口内照片显示患者自我牙菌斑控制效果非常好

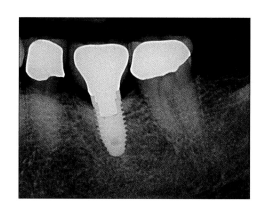

图11 种植体周炎术后3年稳定的骨高度

3年后复查

种植体周炎治疗3年后复查，可见种植体周组织健康，无探诊出血或溢脓，探诊深度为2～3mm（图9）。

患者对美学和功能的效果均非常满意，自我牙菌斑控制良好（图10），且对规律的支持治疗有很好的依从性（图11）。

讨论

本病例描述了一种成功用于治疗种植体周炎的重建手术方法（Tomasi等，2019）。在非手术清创和重新评估的基础上，手术采用小牛骨代用品填充种植体周环形骨内型缺损。螺钉固位冠就位良好且容易清洁。手术治疗后制订了严格的术后护理和支持治疗方案。我们定期（每6个月）对患者进行支持性牙周/种植体周护理且患者口腔卫生维持良好（Heitz-Mayfield等，2018b）。

12.10 下颌磨牙位点种植体周炎缺损的重建治疗

M. Roccuzzo

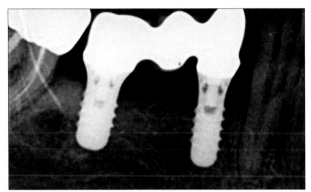

图1 戴牙后的根尖放射线片。下颌右侧第一前磨牙和第一磨牙的种植体上戴入了三单位金属烤瓷桥，修复体就位良好，未见明显的邻面骨丧失

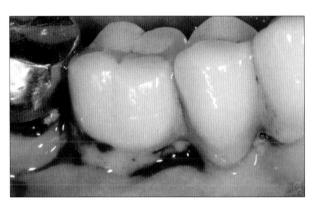

图2 下颌右侧第一磨牙的种植体：探诊出血和溢脓

一位58岁男性患者，2007年2月，因下颌右侧磨牙区需植入种植体来诊。两颗种植体（软组织水平RN SLA，S直径为4.1mm，长度为10mm；软组织水平WN，直径为4.8mm，长度为8mm；Institut Straumann AG，Basel，Switzerland）分别植入在下颌右侧第一前磨牙和第一磨牙位点，支持三单位固定桥。

种植手术和术后情况良好，无并发症发生。愈合2个月后，全科医生为患者做了修复治疗。戴入固定桥后，医生要求患者复查，以获取临床和影像学的基线数据（图1）。

患者被转诊至全科医生处做常规的支持维护治疗。

现病史

2014年12月，患者因下颌右侧区域不适和压痛数周来复诊（图2）。检查初步认为这与下颌右侧第一磨牙相关，因为其探诊深度达8~9mm，种植体周龈缘有明显的炎症，探诊大量出血（图3）。根尖放射线片显示下颌右侧第一磨牙种植体周有深的凹坑状骨缺损（图4）。因此可确诊为种植体周炎。

虽然常规而言非手术治疗应在手术之前进行，因为这可以帮助医生评估组织的愈合反应及患者的牙菌斑控制能力（Renvert和Polyzois，2015），但是临床检查发现种植体周的牙菌斑很少，且剩余牙列的牙周炎已治疗过。在此情况下，对于此类缺损，非手术治疗的效果不佳且没有可预期性（Suárez-López del Amo等，2016）。

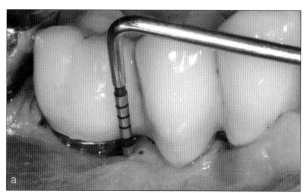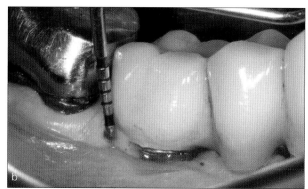

图3a，b　下颌右侧第一磨牙探诊可见近中（a）和远中（b）探诊深，且龈缘有明显炎症，探诊大量出血

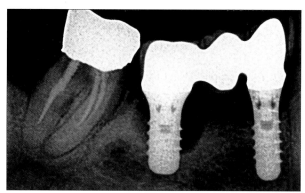

图4　根尖放射线片显示下颌右侧第一磨牙种植体周有深的凹坑状骨缺损

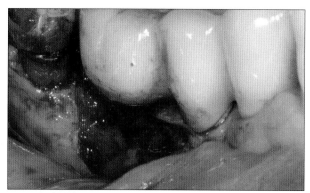

图5　在种植体颊侧翻起全厚瓣，范围从下颌右侧第二磨牙远中至第二前磨牙近中

研究表明种植体周炎的发展似乎比牙周炎更快（Berglundh等，2018），因此我们为患者提供了两种治疗选择且告知方案各自的优缺点：

- 将固定桥从下颌右侧第一前磨牙和第二前磨牙之间分开，取出感染的第一磨牙种植体，等待合适的愈合周期，可能有新骨生成后，重新植入种植体。
- 使用骨代用品和结缔组织移植材料对下颌右侧第一磨牙进行再生性手术治疗，根据Roccuzzo等（2011，2016，2017）所描述的流程，试图重建患者原状。

经过讨论，患者选择了第二种方案。

治疗

　　在感染的种植体颊侧行龈沟内切口，从下颌右侧第二磨牙远中至第二前磨牙近中翻开全厚瓣，为了稳定血凝块，未做垂直松弛切口，因此形成了一个袋状瓣（图5）。

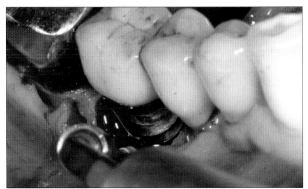

图6a 用钛刮治器仔细清洁后再用聚四氟乙烯涂层的超声工作尖清洁种植体表面

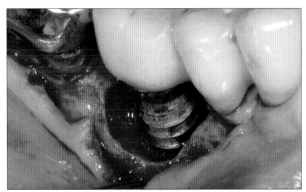

图6b 表面清洁后，再次用无菌生理盐水彻底冲洗种植体和周围骨

为了减少对种植体表面的损伤，我们使用钛刮治器和聚四氟乙烯涂层的超声工作尖对种植体表面清创和清洁（图6a）。

有研究测试过多种种植体表面清洁技术，但目前没有证据表明某种技术优于其他（Schwarz等，2011；Subramani和Wismeijer，2012；Heitz-Mayfield和Mombelli，2014）。在本病例中，种植体表面用纱布干燥后，我们将24%乙二胺四乙酸（EDTA）（Prefgel；Institut Straumann AG）及1%氯己定凝胶（Corsodyl dental gel；GlaxoSmithKline，Baranzate，Italy）先后涂布在所有暴露的螺纹上，每种材料涂2分钟。最后再用无菌生理盐水彻底冲洗（图6b）。

我们从上颌结节区切取厚的软组织瓣，去上皮，用软组织活检环钻修整软组织瓣以完全贴合种植体颈部，黏膜瓣的厚度约为2mm（图7a～c）。

用含10%胶原的去蛋白牛骨矿物质（DBBMC）（Bio-Oss Collagen；Geistlich，Wolhusen，Switzerland）均匀地填入骨内缺损区。在填入之前用生理盐水浸湿。结缔组织瓣覆盖整个缺损区，盖过周围牙槽骨为2～3mm，以确保移植材料的稳定。最后，颊侧瓣冠向复位，盖住黏膜瓣，用4-0 Vicryl线无张力缝合，确保非潜入式愈合（图8a～c）。

术后即刻让患者用冰袋冰敷术区，并建议他至少持续冷敷4小时。嘱患者不刷牙，3周内避免对术区的创伤，用0.2%氯己定漱口水含漱，每天3次，每次1分钟，持续3周。

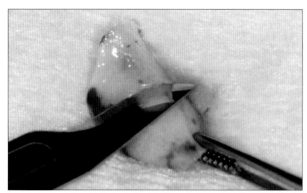

图7a 用#15C刀片去上皮化，保持刀片与黏膜瓣外表面平行

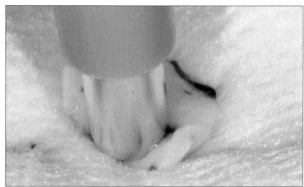

图7b 去上皮后，用软组织环钻环切直径为4mm的黏膜瓣

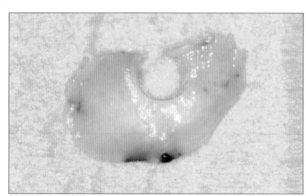

图7c 将结缔组织瓣修整成U形，以贴合种植体颈部

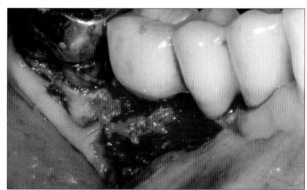

图8a 将含10%胶原的去蛋白牛骨矿物质（DBBMC）填入种植体周缺损区

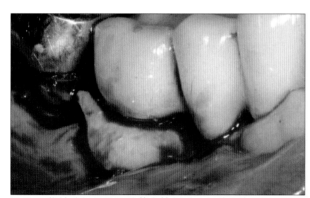

图8b 将结缔组织瓣覆盖整个缺损区，与种植体光滑颈部贴合，缝合，保持DBBMC的稳定

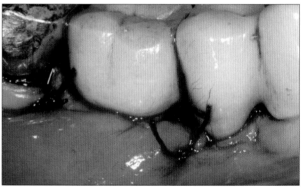

图8c 用4-0 Vicryl线无张力缝合冠向复位的龈瓣

术后7天复查患者的愈合情况，术后2周拆线。嘱患者在术后前4周内每周进行复查，第1年内每3个月复查。同时对患者进行口腔卫生宣教、加强和指导。

术后1年，临床检查发现软组织健康，种植体的粗糙表面未暴露（图9a，b）。

之后患者住院做心脏手术，无法规律复诊。我们通过电话对患者加强了口腔卫生宣教。2017年6月，患者复诊，整体的牙周和种植体周状况均保持稳定。临床和影像学检查发现下颌右侧第二磨牙龋坏且牙周状况保留无望，可能会影响到下颌右侧第一磨牙种植体。我们建议患者随后拔除该牙，因为当时他正处于抗凝治疗中（图10和图11）。

此后，患者进行了严格的维护治疗。他在全科医生处每年复查2次，专科医生处每年复查1次。最近的一次临床照片拍摄于2019年5月，患者70岁，可见软组织轮廓稳定，无炎症或黏膜退缩的迹象（图12）。根尖放射线片显示在种植体植入12年后，邻间隙的硬组织填充状况稳定（图13）。

讨论

考虑到该患者的既往病史，我们在种植体植入时要有长远的眼光，以减少生物学并发症的风险（Lin等，2019）。此外，我们必须告知患者支持治疗对于增强种植长期效果的重要价值（Roccuzzo等，2014）。

此时有必要引用第六次ITI共识会议的结论："对于成功治疗了种植体周炎的患者，个性化支持治疗方案，包括对种植体和天然牙专业的及自我的牙菌斑去除，与积极的中长期治疗效果密切相关"（Heitz-Mayfield等，2018a）。然而，尽管接受了规律的支持治疗，但某些患者可能由于疾病发展或复发而需要再治疗、辅助治疗或拔除种植体，"种植体周炎治疗后应进行个性化支持治疗"（Heitz-Mayfield等，2018a）。

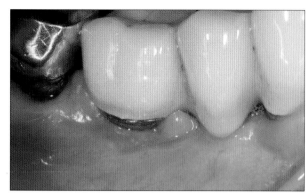

图9a　术后1年复诊检查

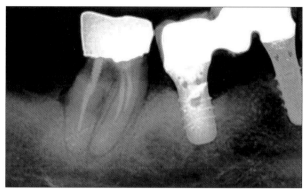

图9b　术后1年复查的根尖放射线片，可见大量的硬组织填充

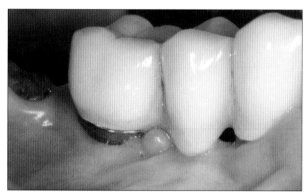

图10　术后2年复诊检查

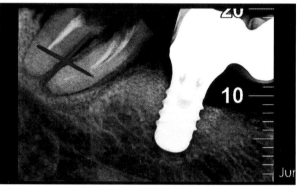

图11　术后2年复查的根尖放射线片显示邻面骨高度稳定。右侧下颌第二磨牙计划拔除

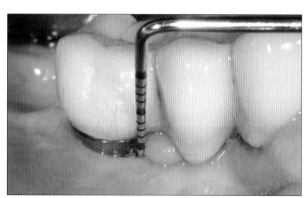

图12　术后4.5年（种植体植入12年），探诊深度为3mm，无软组织炎症

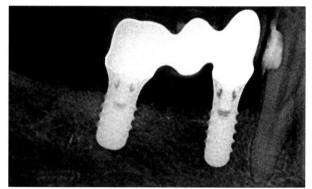

图13　术后4年多，患者70岁时所拍摄的根尖放射线片。邻间隙的硬组织状况稳定

12.11 种植体周炎重建手术治疗的长期随访

A.-M. Roos Jansåker

现病史

一位72岁女性患者，因上颌右侧第一前磨牙相关的种植体周炎征象转诊至专科诊所（图1）。两颗种植体（上颌右侧第一前磨牙和第二前磨牙位点）已使用3年。患者一般状况良好，未服用任何药物。她以前吸烟（每天12～15根，50岁），但在种植体植入前2年已戒烟。她的牙周情况稳定，没有探诊深度>5mm的位点，全口牙菌斑指数（FMPS）为35%。

上颌右侧第一前磨牙种植体有炎症的临床表现：种植体周黏膜红肿（图2），探诊深度为5～6mm伴出血和溢脓。根尖放射线片显示种植体周碟状骨缺损（图3）。

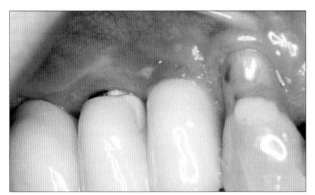

图1 上颌右侧第一前磨牙和第二前磨牙的螺钉固位修复体

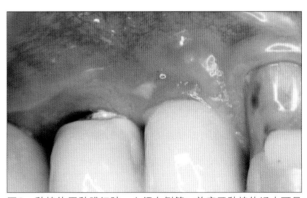

图2 种植体周黏膜红肿。上颌右侧第二前磨牙种植体近中可见牙菌斑

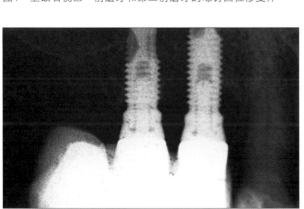

图3 基线根尖放射线片显示碟状骨缺损

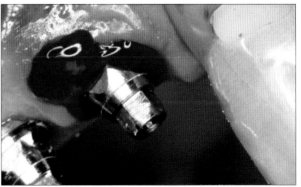

图4 种植体周溢脓和出血

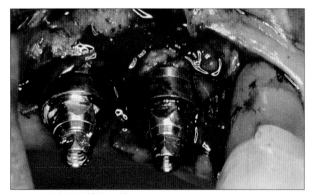

图5a　手术暴露缺损区域

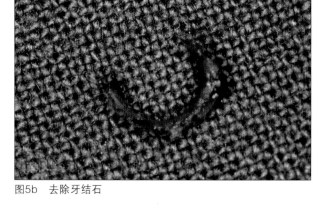

图5b　去除牙结石

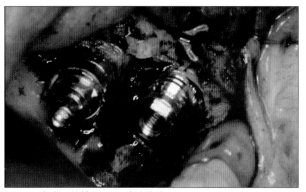

图5c　清洁后的缺损区和种植体表面

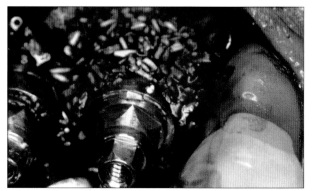

图5d　在垂直缺损区填入骨移植材料（Frios Algipore）

我们详细告知患者种植体周炎的病因和发病机制。每个螺纹宽度为0.6mm，种植体颈部为1.2mm。在种植体近中，感染导致的骨丧失（骨丧失约2.4mm）引起了4个螺纹暴露，种植体远中有6个螺纹暴露（骨丧失约3.6mm）。

治疗

治疗计划包括取下螺钉固位的修复体，以提供手术入路，便于建立种植体周健康，在种植位点获得骨再生。治疗策略本质上是外科手术。在这种情况下，非手术治疗是很困难的，因为不翻瓣很难触及种植体表面和缺损区。患者参与了一项临床病例系列研究，在手术时使用带或不带可吸收屏障膜的骨移植材料。患者同意加入研究并签署了知情同意书。加入该研究的患者很积极，术后牙菌斑控制和复查的依从性都比较好。

患者口服抗生素（阿莫西林375mg每天3次，甲硝唑400mg每天3次，连续10天）。术前1天开始使用抗生素。手术当天取下螺钉固位的修复体，可见种植位点大量出血和溢脓（图4）。

麻醉后，在基台周围做龈沟内切口，翻全厚瓣，暴露种植体周缺损（图5a）。去除炎症性软组织及牙结石（图5b）。种植体表面用3%过氧化氢和盐水彻底冲洗（图5c）。将骨移植材料放入垂直缺损区（Algipore；Friadent，Malmö，Sweden/Frios Algipore；Dentsply Sirona，Mölndal，Sweden）（图5d）。

指导患者用氯己定漱口水含漱，每天2次，持续5周。术后3天，嘱患者服用消炎药（布洛芬400mg，每天3次）。患者术后2周拆线，在6周时

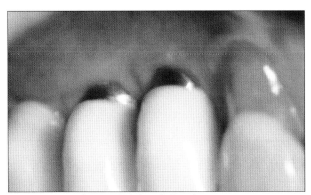

图6a　术后1年复查，种植体周黏膜退缩

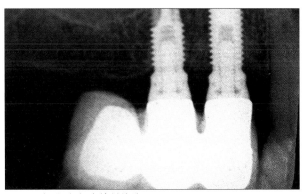

图6b　术后1年根尖放射线片

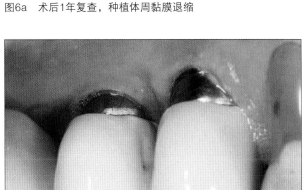

图7a　术后10年复查，种植体周软组织健康，龈缘退缩

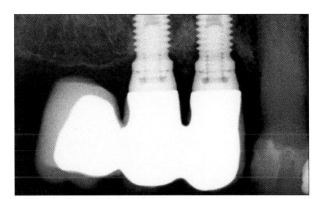

图7b　术后10年根尖放射线片

接受口腔洁治，每3个月接受支持治疗。在随访过程中，患者牙菌斑控制良好，FMPS为11%。

术后1年，对患者进行临床和影像学检查（图6a，b）。患者的FMPS为25%。上颌右侧第一前磨牙的种植体周探诊深度为1～2mm，有一个位点出血，根尖放射线片显示缺损区的填充效果成功。术后1年的研究结果已在其他地方发表（Roos-Jansåker等，2007）。

患者每隔3个月在专科诊所接受支持治疗，持续10年（图7a，b）。患者的复查依从性良好，牙菌斑控制理想，并且每次复查时口腔卫生士均会去除牙菌斑并加强口腔卫生。术后3年和5年的研究结果已在其他地方发表（Roos-Jansåker等，2011；Roos-Jansåker等，2014）。

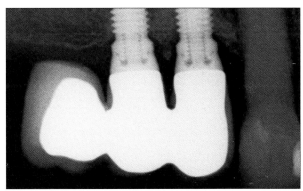

图8　术后15年根尖放射线片

10年后，患者（当时82岁）被转诊至全科医生处，建议每3个月让口腔卫生士进行一次专业的支持治疗，每年进行一次重新评估。

在15年的时间里，患者的探诊深度较浅，出血极少。每年的根尖放射线片检查显示种植体周缺损的填充效果在15年内维持稳定（图8）。

讨论

该研究旨在比较两种手术方案：单独使用骨代用品或与可吸收膜联合使用。目前患者接受了骨代用品治疗，但没有使用膜。

临床经验表明，如果种植体周炎导致的骨缺损呈碟状，移植材料将保持稳定，也能稳定血凝块，不需要使用任何膜。

我们除了给患者提供口腔卫生信息和指导外，手术前没有进行非手术治疗。因为种植体周炎比牙周炎更具侵袭性，而且患者积极性高并理解在愈合过程中最大限度地控制牙菌斑的重要性，因此选择立即手术的治疗方案是合理的。

临床经验表明，对于进展性的种植体周炎，未经非手术治疗直接行手术治疗可能是最好的选择。然而，我们必须充分告知患者对牙菌斑控制和支持治疗的依从性与投入非常重要。

12.12 种植体周炎重建治疗的长期随访（7年）

A.-M. Roos Jansåker

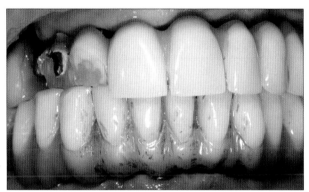

图1 种植体支持式修复体。上颌右侧丙烯酸树脂折断

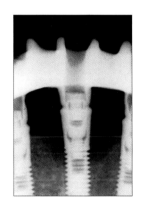

图2 根尖放射线片显示下颌右侧中切牙边缘骨丧失

现病史

一位73岁男性患者，因下颌右侧中切牙的种植体在临床和影像学检查中发现种植体周炎前来治疗。患者患有高血压，服药控制，还患有1型糖尿病，控制良好（糖化血红蛋白<6.9）。患者是无牙颌，戴有种植体支持式修复体。上颌修复体由6颗种植体支持，下颌修复体由5颗种植体支持（图1）。上颌修复体有一处丙烯酸树脂折断。

临床检查显示下颌右侧中切牙探诊深度为6～7mm，伴有探诊出血。全口出血指数（FMBS）为22%，全口牙菌斑指数（FMPS）为75%。根尖放射线片显示下颌右侧中切牙种植体边缘骨丧失（图2）。其余种植体未见边缘骨丧失和＞5mm的探诊深度。

治疗

详细告知患者种植体周炎的病因和发病机制。治疗方案包括拆除修复体和手术治疗，目的是消除炎症并再生下颌右侧中切牙位点的骨内型缺损。患者参加了一项随机临床研究，比较使用或不使用骨移植材料的治疗方案。

在手术干预前，拆除上下颌的修复体。上颌修复体送技工室维修。调改下颌修复体以使患者更方便控制牙菌斑（图3a，b）。

拆除修复体后，对下颌右侧中切牙位点的临床检查方便了很多（图4）。

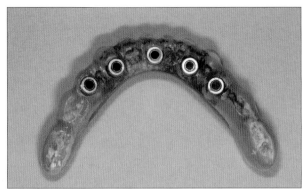

图3a 调改前的下颌修复体。组织面可见牙菌斑生物膜

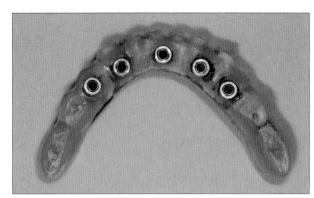

图3b 调改后的下颌修复体

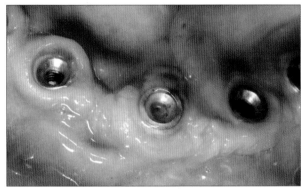

图4 下颌右侧中切牙位点探诊后溢脓

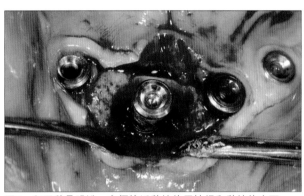

图5 翻开黏骨膜瓣，方便接近种植体周缺损和种植体表面

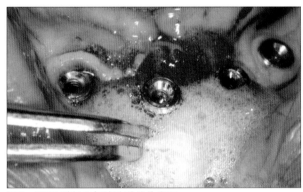

图6 用3%过氧化氢清洗种植体表面

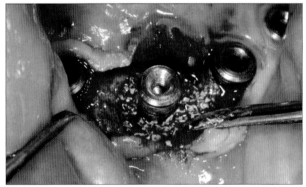

图7 用骨移植材料填充缺损区

　　翻瓣和去除炎症组织（图5），用3%过氧化氢清洗种植体表面（图6）。

　　生理盐水冲洗后，用异种骨移植材料（Endobon Xenograft granules，500～1000μm；Zimmer Biomet，Palm Beach Gardens，FL，USA）填充骨内型缺损区（图7）。

　　最后，使用不可吸收线（Supramid；SMI，St. Vith，Belgium）无张力间断缝合。

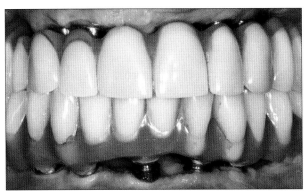

图8　1年复查。下颌右侧中切牙种植体周黏膜退缩

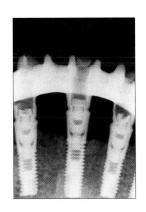

图9　1年复查的根尖放射线片。成功填补了种植体周骨缺损区

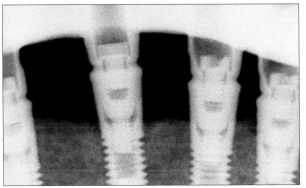

图10a　术后3年的复查情况

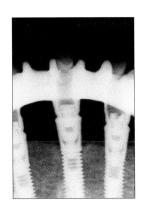

图10b　术后7年的复查情况

术后护理

　　医生给患者开了口服抗生素阿奇霉素（第1天500mg，第2～4天250mg）和镇痛药（布洛芬400mg每天3次），服用2天（Takeda Pharma，Solna，Sweden）。还指导患者用0.2%氯己定漱口水（Hexident；Meda，Solna，Sweden）每天漱口2次，且术后前5周进行改良的口腔卫生措施。患者在6周时接受了专业的种植体清洁，随后根据个人需要进行清洁。每3个月进行一次支持治疗，在随诊过程中，全口出血指数均维持在很低的水平（4%～9%）。

　　术后1年（图8），患者进行了新的临床和影像学检查。种植体周探诊未出血，根尖放射线片显示成功填补了下颌右侧中切牙种植体周的骨缺损区

（图9）。1年后的研究结果已经发表在其他地方（Renvert等，2018）。

　　患者继续配合牙菌斑控制，并在每3个月前往诊所进行持续的支持治疗。在某些复查过程中，有一些种植体有轻微的探诊出血，确诊为种植体周黏膜炎。之后对患者加强了日常牙菌斑控制，并进行了充分的、专业的龈上和龈下洁治。瑞典国家成人牙科保健指南强调实施所有措施的目的是鼓励患者获得最佳的牙菌斑控制，这对于治疗的预后至关重要。

　　术后3年和7年复查，临床和影像学检查结果均保持稳定（图10a，b）。

讨论

在本病例中，除了口腔卫生信息和指导外，手术前未进行非手术治疗。由于患者高度积极并了解在愈合过程中牙菌斑控制的重要性，因此未事先进行非手术治疗，直接行手术治疗是合理的。治疗前需拆除修复体，对修复体进行调改，以便于处理缺损区和种植体表面。

在本病例中我们决定立即进行手术治疗，但是更重要的是，我们要充分告知患者最大限度地配合牙菌斑控制和进行个性化支持治疗。

12.13 龈下残留粘接剂引起的种植体周炎：重建治疗和10年随访

G. E. Salvi

一位30岁女性患者，被私人牙医转诊至瑞士伯尔尼大学牙周病学系。患者的下颌右侧第二前磨牙先天缺失，3年前已行种植修复。植入的是软组织水平种植体，直径为4.1mm，长度为12mm，为大颗粒喷砂酸蚀（SLA）表面（Straumann Dental lmplant System；Institut Straumann AG，Basel，Switzerland）。

患者的修复体是永久粘接的金属烤瓷冠。下颌右侧第二前磨牙种植体在常规支持治疗的过程中被转诊的医生诊断为种植体周炎。

该患者不吸烟，身体健康，自我牙菌斑控制良好。

下颌右侧第二前磨牙种植体的根尖放射线片显示种植体肩台近远中粘接剂未完全去除（图1）。牙冠是永久粘接的，难以去除。由于经济原因，患者希望在不拆除牙冠的情况下保留种植体。

图2显示了在初诊检查的过程中下颌右侧第二前磨牙种植体周发炎的软组织。患者未提及种植体周有任何疼痛。探诊深度高达9mm，并伴随探诊出血和化脓。

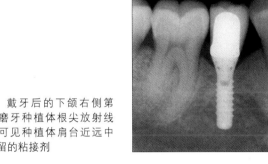

图1 戴牙后的下颌右侧第二前磨牙种植体根尖放射线片。可见种植体肩台近远中有残留的粘接剂

向患者提出了包括非手术阶段和手术阶段的治疗计划。非手术阶段包括在局部麻醉下用钛刮治器进行龈下机械清创，去除残留的粘接剂和肉芽组织，然后用葡萄糖酸氯己定溶液进行龈下冲洗。指导患者日常使用牙间隙刷配合氯己定凝胶。我们计划对种植体周缺损进行重建治疗，前提是在手术时可以确认缺损形态。

图3显示了术前种植体周的缺损。根尖放射线片显示残留的粘接剂已在非手术阶段被龈下机械清创去除。

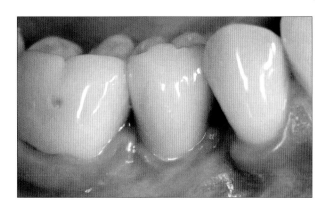

图2　下颌右侧第二前磨牙种植体周发炎的软组织。单冠为永久粘接

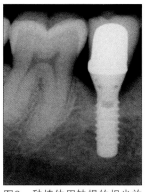

图3　种植体周缺损的根尖放射线片。残留的粘接剂已在非手术阶段被钛刮治器去除

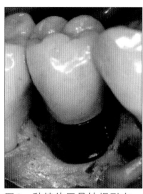

图4　种植体周骨缺损形态，邻牙的边缘骨高度未受影响

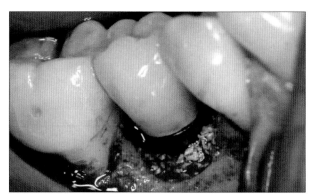

图5　用棉球和无菌生理盐水对种植体表面进行清洁后，将去蛋白牛骨矿物质（DBBM）颗粒填入缺损处，并覆盖可吸收胶原膜（图中未显示）

翻开全厚黏骨膜瓣并去除肉芽组织后，可见种植体周环形骨内型缺损，然而邻牙的边缘骨水平未受影响（图4）。

用浸泡在葡萄糖酸氯己定和生理盐水溶液中约5分钟的棉球清洁种植体表面，再将去蛋白牛骨矿物质（DBBM）颗粒（0.25～1mm）（Bio-Oss；Geistlich Biomaterials，Wolhusen，Switzerland）填入种植体周缺损区，覆盖微粗糙的种植体表面

（图5）。随后，将可吸收胶原膜（Bio-Gide；Geistlich Biomaterials）放入种植体颈部周围。

用5-0不可吸收线，围绕种植体颈部间断缝合黏骨膜瓣，允许软组织穿黏膜愈合（图6）。

术后即刻的根尖放射线片显示种植体周缺损被DBBM颗粒充满（图7）。

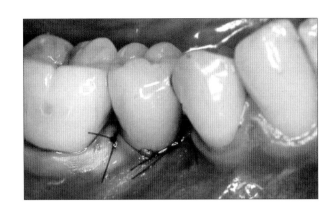

图6　下颌右侧第二前磨牙的种植体穿黏膜愈合

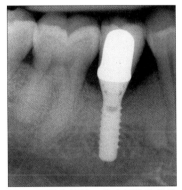

图7　下颌右侧第二前磨牙种植体重建手术后即刻的根尖放射线片，可见种植体周缺损区的DBBM颗粒

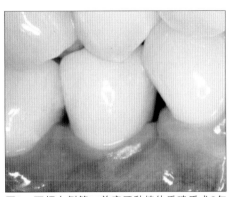

图8　下颌右侧第二前磨牙种植体重建手术2年后的颊侧观

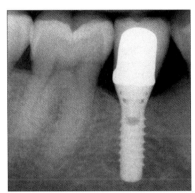

图9　下颌右侧第二前磨牙种植体重建手术2年后的根尖放射线片

给患者开了5天的抗生素口服，并指导患者术后4周用葡萄糖酸氯己定漱口水含漱。7天后拆除不可吸收缝线。

拆线后，医生指导患者用氯己定漱口的同时，用软毛牙刷和葡萄糖酸氯己定凝胶轻刷术区。术后6周，患者恢复使用牙间隙刷和氯己定凝胶进行邻面清洁。

在对治疗效果进行最终评估后，患者被转回私人牙医处进行每6个月一次的支持治疗。

图8为种植体周炎缺损重建治疗2年后下颌右侧第二前磨牙种植体的临床颊侧观。种植体周探诊深度≤3mm，无探诊出血或溢脓。

重建治疗后2年的根尖放射线片显示种植体光滑颈部周围的缺损被填充（图9）。

图10显示了在重建治疗10年后，下颌右侧第二前磨牙种植体的颊侧观，未见种植体周黏膜红肿。种植体牙冠颊侧可见附着角化龈条带。术后10年的根尖放射线片可见硬组织缺损区被充满（图11）。

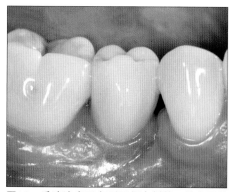

图10 重建治疗10年后下颌右侧第二前磨牙种植体的临床照片，种植体周软组织无炎症，牙菌斑控制良好

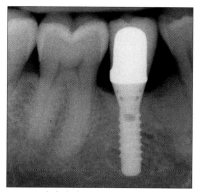

图11 重建治疗10年后下颌右侧第二前磨牙种植体的根尖放射线片，可见稳定的硬组织填充

讨论

该患者的治疗始于在私人牙科诊所的支持治疗过程中发现种植体周炎的始动因素（龈下存在残留的粘接剂）。这强调了在支持治疗期间通过临床（种植体周探诊、探诊出血、溢脓的评估）和影像学数据定期监测种植体的重要性（Salvi和Lang，2004；Salvi和Zitzmann，2014）。

在非手术治疗过程中，用钛刮治器机械去除龈下残留的粘接剂（Lang等，2019）。在复查过程中证实了种植体周软组织状况的改善（Wilson，2009）。非手术治疗后，黏膜炎症的存在和探诊深度>6mm表明种植体周炎并未通过非手术机械清创和辅助应用抗菌剂而得到消除。

翻开全厚黏骨膜瓣，去除肉芽组织，种植体表面的彻底清创是处理种植体周缺损的第一步（Heitz-Mayfield和Mombelli，2014）。术中发现环形骨缺损，因此考虑用骨代用品和屏障膜进行重建治疗（Heitz-Mayfield和Mombelli，2014）。

几项研究的中长期结果强调了种植体周炎术后定期支持治疗的重要性，在这些研究中，大多数患者的种植体周组织可以保持健康（Heitz-Mayfield等，2018b；Roccuzzo等，2018）。

尽管重建治疗后2年和10年的根尖放射线片显示种植体周缺损区被硬组织填充，但由于缺乏组织学证据，因此不能判断先前污染的种植体表面重新获得了骨结合（Renvert等，2009）。

最近一项系统评述的结果表明，手术重建治疗种植体周炎缺损的疗效有限，这是因为采用常规治疗方式（如本病例中所示的治疗方法）的对照研究数量较少（Tomasi等，2019）。

12.14 下颌后牙区种植体周炎的软硬组织重建治疗

P. Casentini

现病史

一位69岁女性患者，由全科医生转诊来评估左侧下颌后部种植修复体的反复感染。

患者主诉为左侧下颌后部磨牙区反复肿胀、疼痛和刷牙时不适。患者9年前接受了两次种植体植入手术（下颌左侧第一磨牙和第二磨牙）。拔牙的原因是复发性的龋齿和牙髓治疗的并发症。患者未被告知要进行常规的支持治疗，她每年看一次牙医，进行定期检查和口腔卫生维护。

患者自述她之前在第一（上颌右侧第二前磨牙）和第二（上颌左侧第一磨牙和第二磨牙）象限也接受过种植治疗，这些牙齿也是因为复发性龋齿而拔除。

患者未服用任何药物，不吸烟，全身健康状况良好。

转诊的医生提供了下颌左侧第一磨牙和第二磨牙2颗种植体的信息（WN Standard Plus，直径为4.8mm，长度为10mm；Institut Straumann AG，Basel，Switzerland），均为螺钉固位修复。

口内检查

口内检查显示：

- 右侧上颌第二前磨牙种植体支持式单冠和上颌左侧第一磨牙和第二磨牙种植体支持式联冠修复体。这些部位探诊深度为2～9mm，探诊未见炎症或出血。
- 上颌右侧尖牙为天然牙单冠修复。
- 多颗牙（上颌右侧第一磨牙、第一前磨牙、侧切牙、中切牙，上颌左侧侧切牙、尖牙、第一前磨牙、第二前磨牙，下颌左侧第二前磨牙、第一前磨牙、尖牙，下颌右侧尖牙、第一前磨牙、第一磨牙）有树脂填充。
- 患者口腔卫生不佳，全口牙菌斑指数（FMPS）为40%。然而，全口探诊除下颌左侧第一磨牙和第二磨牙位点外，未发现任何探诊深度超过3～4mm的位点。

特别的，下颌左侧第一磨牙和第二磨牙位点的数据如下（图1a～d）：

- 螺钉固位的金属烤瓷修复体在就位、美学和咬合等方面均正常。
- 去除修复体后，未见种植体松动，没有肉眼可见的牙菌斑或牙结石。
- 同时，种植体周更准确的探诊深度如下：
  - 下颌左侧第一磨牙：近中9mm；颊侧8mm；远中7mm；舌侧5mm
  - 下颌左侧第二磨牙：近中6mm；颊侧3mm；远中2mm；舌侧2mm

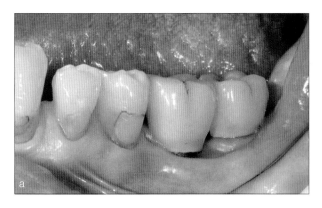
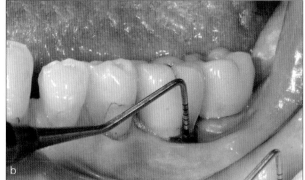
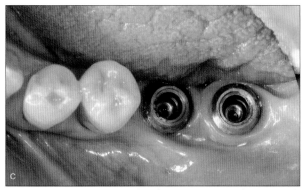
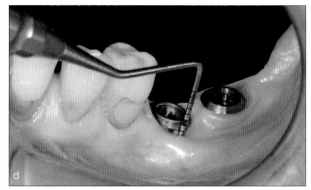

图1a~d 下颌左侧后部的种植体：下颌左侧第一磨牙和第二磨牙位点。螺钉固位修复体拆除前后均有探诊出血

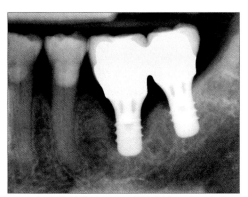

图2 根尖放射线片显示下颌左侧第一磨牙和第二磨牙种植体近中有严重的骨丧失

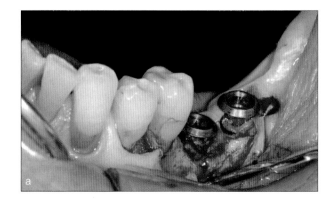
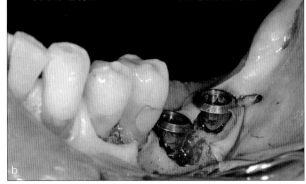

图3a，b 翻瓣后去除肉芽组织，可触及种植体表面

- 下颌左侧第一磨牙种植体的所有位点和第二磨牙种植体的近中有探诊出血。
- 下颌左侧第一磨牙种植体探诊和压迫时可见溢脓。
- 下颌左侧第一磨牙种植体颊侧无角化龈，其他区域有角化龈。
- 邻牙未发现探诊深度超过3～4mm的牙周袋。

影像学检查

没有基线根尖放射线片可用于确定基线种植体周骨水平。在初诊时拍摄的根尖放射线片（图2）显示，下颌左侧第一磨牙种植体最冠方朝根尖方向有骨丧失＞3mm，近中有一个凹坑状骨缺损，在种植体近中缺损达90%种植体表面。

下颌左侧第二磨牙种植体的近中最冠方朝根尖方向有骨丧失约2mm。

诊断

根据临床和影像学检查结果，下颌左侧第一磨牙和第二磨牙种植体可诊断为种植体周炎（Berglundh等，2018）。

治疗计划

考虑到临床和影像学检查结果，从并发症和费用的角度考虑，治疗种植体周炎并保留现有种植体和修复体是一个合理的治疗选择。

由于下颌左侧第一磨牙种植体表面存在高达90%骨缺损，我们告知患者该种植体的不良预后，若无法控制种植体周感染，可能需要拔除。在此情况下，必须重新植入种植体同时行软硬组织增量，并更换新的修复体。

我们制订了下列治疗计划：

- 初步进行非手术清创，去除种植体表面的牙结石和牙菌斑生物膜，减少手术部位的炎症。
- 手术干预下颌左侧第一磨牙和第二磨牙的种植体，目的如下：种植体表面清洁，种植体周骨缺损再生，提高种植体周软组织的质量，并且（特别是）创造一个角化龈带。
- 最终治疗目标是获得软硬组织的愈合，同时保留种植体和修复体。

患者倾向于尽可能长时间地保留种植体，她同意了治疗方案并签署了知情同意书。她对治疗效果的预期合理，也理解可能需要拔除其中一颗种植体并进行更复杂治疗的可能。

采用碳纤维超声工作尖进行初步的非手术治疗，配合局部使用1%氯己定凝胶。术前的探诊数据与初始数据相比未发生显著变化。

手术治疗种植体周炎

在非手术清创和口腔卫生宣教1个月后，我们记录了新的全口牙菌斑指数（FMPS）为20%后，在局部麻醉下进行手术。

取下修复体后，从颊舌侧及邻牙区域翻开全厚的黏骨膜瓣（图3a）。为了保证足够的手术入路，做远中松弛切口。用钛刮匙去除炎症肉芽组织，触及种植体表面，用放大镜观察识别牙结石和碎屑（图3b）。

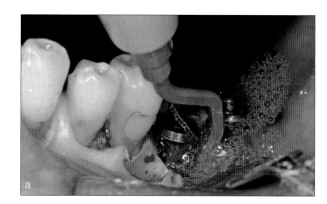
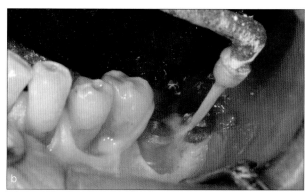

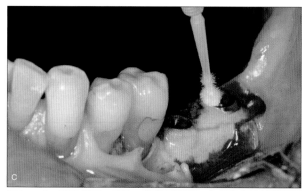
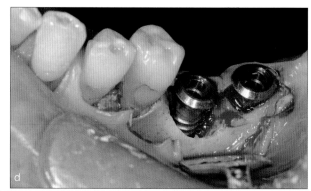

图4a~d 采用超声、喷砂，使用四环素、生理盐水冲洗等方法对种植体表面进行清洁

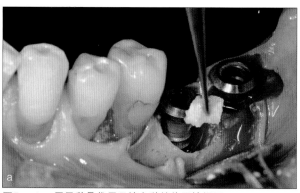
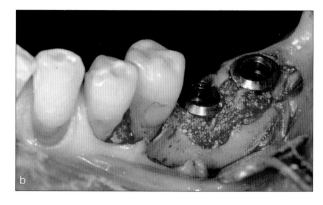

图5a，b 用异种骨代用品填充种植体周缺损区

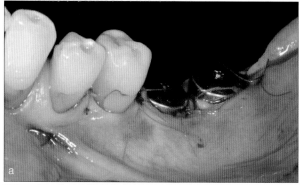
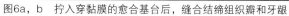
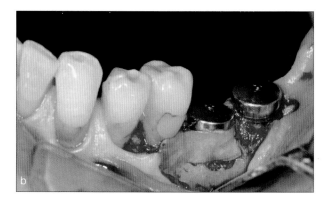

图6a，b 拧入穿黏膜的愈合基台后，缝合结缔组织瓣和牙龈

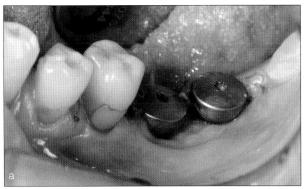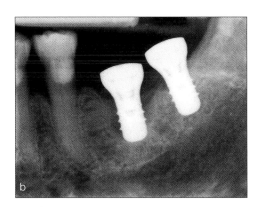

图7a，b　术后2周拆线前，以及术后的根尖放射线片

使用以下技术和工具对种植体表面进行清洁（图4a～d）：

- 带有碳纤维工作尖和无菌生理盐水冲洗的超声设备。
- 甘氨酸粉末喷砂。对于难以清洁的位置，使用特殊的龈下工作尖并加压喷砂。
- 使用四环素粉末与生理盐水混合2分钟后涂布在种植体表面，再用毛刷刷掉。
- 最后，用大量无菌生理盐水冲洗种植体表面。

清洁后的种植体表面非常干净，降低了部分粗糙度，邻牙也同时被清洁了。

治疗的第二部分是骨再生和软组织移植。

正如初诊时探诊的一样，种植体周的骨缺损涉及下颌左侧第一磨牙种植体的近中、颊侧和远中以及第二磨牙种植体的近中。

用含胶原蛋白基质（Bio-Oss Collagen；Geistlich Pharma，Wolhusen，Switzerland）的去蛋白牛骨矿物质（DBBM）填充骨缺损区。对生物材料轻微施压，以更贴合缺损区（图5a，b）。

术中未使用膜，因为根据Roos-Jansåker等（2014）的随机对照试验以及Ramanauskaite等（2019）的系统评述，没有确凿的证据表明，辅助使用膜在种植体周炎的增量治疗中有任何益处。根据笔者的经验，Bio-Oss Collagen与单独使用DBBM颗粒相比，稳定性高，且能在受区出血时仍保持稳定。

随后，拧入穿黏膜的愈合帽，从腭部取结缔组织瓣，去上皮，用7-0可吸收聚乙醇酸缝线（PGA；Stoma，Emmingen-Liptingen，Germany）将其缝合到受区。缝线被固定在组织瓣的舌侧和骨膜内侧区域。最后，用6-0缝线（Vicryl Ethicon；Johnson & Johnson Medical，New Brunswick，NJ，USA）简单间断缝合颊舌侧瓣（图6a，b），并拍根尖放射线片（图7a，b）。

嘱患者口服6天抗生素（阿莫西林/克拉维酸，每12小时1g），用0.2%氯己定漱口水含漱4周，同时服用非甾体类消炎药缓解疼痛。

建议患者3周内刷牙避开术区。

术后15天拆线，重新戴入修复体。术后无并发症，患者无明显不适症状。

由于种植体表面粗糙度下降，为避免创伤性的骨结合丧失，我们建议患者在6个月内避免咀嚼硬物。

随访

我们指导患者从术后3周后开始用软毛牙刷刷牙，采用刷毛从软组织到冠方"滚动"的方式。此后，患者在术后前6个月每个月复查一次，之后每3个月复查一次。在每次复查时，我们用0.2%氯己定溶液浸泡的棉球对术区进行温和的龈上清洁。如有必要，也对其他区域进行清洁。患者表现出良好的依从性，口腔卫生良好，全口牙菌斑指数（FMPS）降低（<20%）。

6个月时，患者自述之前的症状（刷牙时疼痛、肿胀和不适）完全消除。临床检查显示下颌左侧第一磨牙种植区域无炎症，且出现了一小段角化龈。在愈合的早期阶段，不适合进行探诊检查。

1年后，术区似乎完全愈合，无炎症迹象。我们取下修复体进行探诊，结果如下：

- 下颌左侧第一磨牙：近中3mm；颊侧3mm；远中3mm；舌侧2mm。
- 下颌左侧第二磨牙：近中3mm；颊侧3mm；远中2mm；舌侧2mm。

所有位点均未出现探诊出血。下颌左侧第一磨牙种植体可见角化龈带。术后1年的根尖放射线片显示骨再生和植骨区域的阻射性增加（图8a～c）。

2年后，临床和影像学检查保持稳定，没有任何炎症迹象，种植体周骨水平稳定。探诊深度稳定，未见探诊出血（图9a～c）。

1年后，每4个月进行一次口腔卫生护理和宣教是可行的。

讨论

由于种植体生物学并发症的发生率逐渐提高，种植体周炎的治疗成为一个重要话题（Salvi等，2019）。但是目前尚无关于最佳治疗策略的共识。不同的治疗方案在文献中均有报告（Heitz-Mayfield和Mombelli，2014；Schwarz等，2014；Roccuzzo等，2018）。

与非手术治疗相比，种植体周炎的手术治疗似乎能获得更好的预后，特别是在缺损较深的情况下（Roccuzzo等，2018）。

一般情况下，为了减少种植体周黏膜的炎症，为手术创造更好的条件，建议在治疗初始阶段进行非手术治疗。本病例中，推荐采用手术治疗的原因有很多：种植体周有很深的骨缺损，该解剖条件下若没有手术入路则不利于种植体表面清洁；其次，需要提高种植体周的软组织质量，特别是重建完全缺失的角化龈带。

有研究表明，种植体周角化龈的缺失可能是种植体周炎的风险因素（Schrott等，2009；Lin等，2013；Roccuzzo等，2016；Thoma等，2018）。

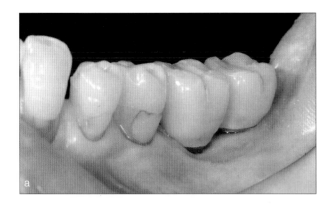

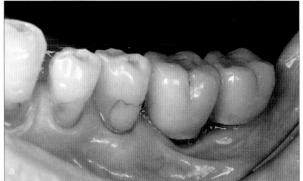

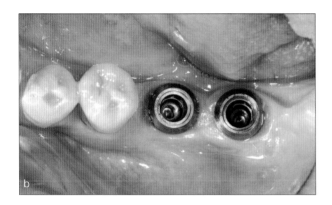

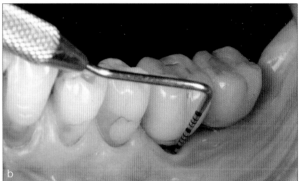

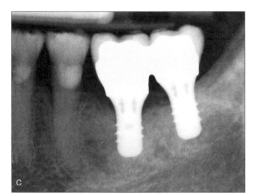

图8a～c　1年后的临床和影像学检查显示愈合良好

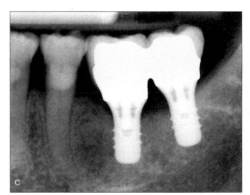

图9a～c　2年后的临床和影像学检查显示愈合良好

最后，为了尝试获得种植体周骨缺损的再生，我们需要采取手术治疗。用具有骨传导性的生物材料填充骨内型缺损，被认为可能获得骨再生（Schwarz等，2010）。

需要解决的一个重要问题是种植体所支持的修复体类型：螺钉固位的修复体容易拆除，提高了手术的可行性，避免了拆除粘接固位修复体相关的技术挑战。

种植体表面清洁的方法有很多。目前没有证据表明任何一种技术具有优越性（Subramani和Wismeijer，2012）。在本病例中，我们使用了一系列机械和化学工具：基本原理是首先使用超声设备进行清创，然后使用甘氨酸粉末进行喷砂，最后局部应用抗生素（多西环素）。目前，该方案已经更新，用赤藓糖醇粉末取代甘氨酸粉末，赤藓糖醇粉末也有抗菌作用。清洁后，种植体在放大镜下显示表面干净，粗糙度有所降低。

根据笔者的经验，种植体的形状（尤其是Straumann软组织水平种植体的宏观表形螺纹数量少）有助于种植体表面清洁，种植体周炎的治疗效果更好。

文献记录了不同的手术技术和生物材料用于种植体周缺损的骨再生治疗，但没有证据表明某种治疗方案具有优越性。本病例所选用的异种移植物（DBBM+胶原基质）方便使用且贴合缺损区，已被其他学者成功用于种植体周炎的治疗（Roccuzzo等，2017）。

在本病例中，使用结缔组织瓣有几个目的：它可以在无角化龈的地方形成条带，改善软组织的封闭效果并减少牙龈退缩（Schwarz等，2014）。此外，我们可以推测，在下颌左侧第一磨牙种植体的缺损区颊侧固定结缔组织瓣，有助于提高缺损区内骨移植材料的稳定性，类似于在牙周炎患者的治疗中，在骨内缺损中使用结缔组织瓣作为额外的一壁支撑（Rasperini等，2013；Zucchelli等，2014）。

最终，个性化维护治疗在种植治疗和种植体周炎的治疗后发挥了重要作用，尤其是复查的治疗和频率是一个策略问题（Roccuzzo等，2018）。

因为口腔后部不容易进行清洁，在此区域进行精细的手术后，在愈合过程的第一阶段保持术区无牙菌斑生物膜是很重要的。考虑到本病例中我们使用了穿龈的种植体以及术后很快戴入修复体，这个因素显得更加重要。

因此，在术后前6个月频繁随访患者至关重要，之后每3~4个月定期随访（Lang和Tonetti，2003；Monje等，2016）。

本病例似乎告诉我们，即使炎症处于较严重的阶段，Straumann软组织水平种植体的种植体周炎也可以被成功治疗。但是我们需要更长时间的随访以证实治疗效果能否维持。

12.15 种植体周炎的手术治疗：用取出工具拔除反复感染的种植体

L. J. A. Heitz-Mayfield

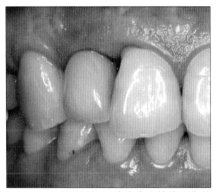

图1 上颌右侧侧切牙种植体和粘接固位单冠。手术治疗种植体周炎3个月后，检查发现探诊深度5mm，无出血和溢脓

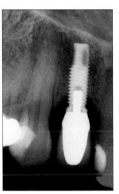

图2 手术治疗种植体周炎前的根尖放射线片，近远中的边缘骨高度位于第3个螺纹

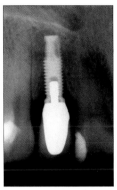

图3 种植体周炎手术治疗18个月后的根尖放射线片显示进行性骨丧失至种植体第8、第9个螺纹之间

一位65岁女性患者，被转诊给牙周医生评估和治疗与上颌右侧侧切牙种植体相关的感染（图1）。全科医生注意到探诊检查时溢脓的情况。这颗种植体是10年前植入的，修复体是粘接固位的单冠。上颌右侧侧切牙由于修复失败而拔除。患者不吸烟，全身健康状况良好。其余牙列无探诊深度>4mm的位点，全口出血指数<15%。检查可见上颌右侧侧切牙种植体的探诊深度为7mm，溢脓。根尖放射线片显示种植体的近远中边缘骨高度位于第3个螺纹的位置（图2）。转诊的医生提供了之前的根尖放射线片，可见种植体在修复后就存在进行性骨丧失。因此，确诊为种植体周炎。

我们与患者讨论了治疗方案和费用。我们告知患者治疗后需要定期进行支持治疗，以及进行性骨丧失或感染复发的可能性。同时还告知患者治疗后软组织边缘可能发生退缩。患者选择治疗种植体周炎，以尽可能长时间地保留种植体。

非手术治疗

对患者进行口腔卫生宣教，让患者用电动牙刷和牙线清洁上颌右侧侧切牙种植体。用喷砂设备（Perio-Flow System；EMS，Nyon，Switzerland）与赤藓糖醇粉末进行非手术机械清创。治疗无须局部麻醉，也不需要全身应用抗生素。

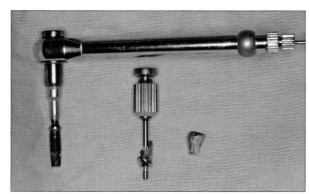

图4a　拔除种植体。图片（从右到左）依次是拆除的牙冠、螺钉固位的基台、取出的种植体

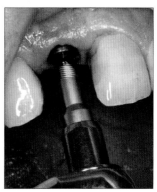

图4b　将种植体取出工具逆时针方向插入种植体内部

4周时重新评估牙周和种植体周组织。上颌右侧侧切牙种植体有所改善，探诊深度有所降低，探诊深度为6mm且探诊出血，计划通过手术去除种植体表面污染，同时全身应用抗生素。

手术治疗

翻开颊腭侧龈瓣，暴露种植体周缺损和种植体表面。去除炎症组织，可见裂开式骨缺损（无骨内部分）。使用钛工作尖和超声设备清洁种植体表面并用无菌生理盐水冲洗。将龈瓣复位，缝合，嘱患者术后服药（阿莫西林500mg每天3次，甲硝唑400mg每天3次，持续7天）。术后7周用0.12%氯己定漱口水含漱，每天2次，每次1分钟。要告知患者抗生素可能的副作用。术后7天拆线，术后1个月、3个月复查并进行支持治疗。

3个月复查

术后3个月复查，探诊深度降为5mm，无探诊出血。此后患者每6个月复查和接受支持治疗。使用超声设备（Perio-Flow System；EMS）和赤藓糖醇粉末在种植区域去除牙菌斑。每次复查时也对其余牙列进行支持性牙周治疗。患者积极性很高，自我牙菌斑控制良好。

12个月复查

术后12个月，炎症复发，探诊出血。完成清洁后嘱患者3个月复查。尽管规律复查，患者也努力控制牙菌斑，但是种植体周炎持续存在。术后18个月的根尖放射线片显示进行性骨丧失已达种植体第8、第9个螺纹之间（图3）。种植体不松动。

与患者商讨再次手术治疗种植体周炎或拔除种植体。告知患者产生进一步发展骨丧失以及邻牙附着丧失的可能，患者最终决定拔除种植体。同时患者不希望再做任何手术或者再植入种植体。

在拔除种植体之前患者的全科医生制作了临时可摘义齿，将粘接固位的牙冠和螺钉固位的基台取下（图4a）。

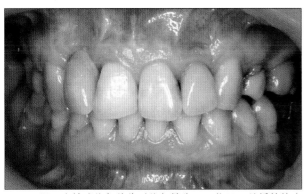

图5a　用牙支持式修复体临时修复缺失牙。将马里兰桥粘接在上颌右侧尖牙上，悬臂修复上颌右侧侧切牙

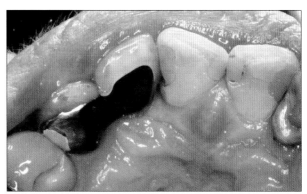

图5b　修复上颌右侧侧切牙的临时修复体，腭侧观

局部麻醉下，用种植体取出工具拔除种植体（Nobel Biocare，Zürich，Switzerland）。将取出工具逆时针拧入种植体内部（图4b）。然后将棘轮扳手连接到取出工具上，并逆时针施加扭矩，直到骨结合丧失。局部清创，戴入临时修复体。愈合3个月后，患者戴入树脂粘接的牙支持式临时修复体（图5a，b）。

将马里兰桥粘接在上颌右侧尖牙，上颌右侧侧切牙为悬臂。患者笑线较低，对临时修复体的美学效果满意，不希望再植入新的种植体（图6）。

讨论

本病例说明尽管手术治疗种植体周炎具有抗感染的作用，但有些患者仍然会经历炎症复发和进行性骨丧失，需要再次治疗，甚至拔除种植体。因此在种植体周炎治疗前需要与患者充分沟通。本病例也描述了用种植体取出工具微创拔除种植体的方法，避免多余的骨损伤或环钻的使用。

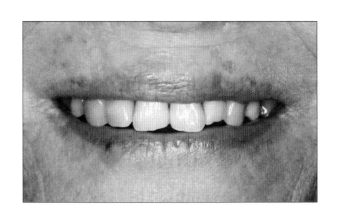

图6　患者是低位笑线，微笑时未露出牙龈

12.16 严重种植体周炎的治疗：取出种植体进行重建手术并植入新的种植体

P. Casentini, M. Chiapasco

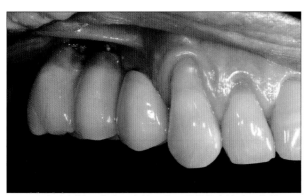

图1 上颌右侧第一前磨牙和第一磨牙种植体支持式固定桥

一位62岁女性患者，被转诊给我们，咨询关于上颌右侧第一前磨牙至第一磨牙的种植体支持式修复体的问题。患者主要关心的是上颌后牙区的疼痛和反复肿胀的问题。患者还描述了刷牙时的困难和不适。

患者自述3年前她在国外植入3颗种植体，同期行上颌窦底提升以修复缺失的上颌后牙。拔牙的原因是由于"牙体牙髓的并发症"。

患者对种植体支持式修复体的功能和美学效果表示很失望。她说医生从未告诉她任何关于口腔卫生维护的信息，并且她对于刷牙时的不适和困难表示不满意。

患者不吸烟，总体健康状况良好，未服用任何药物。患者不知道所植入种植体的品牌。

口内检查
口内检查结果如下（图1）：

- 下颌右侧第一前磨牙种植体支持式牙冠。
- 上颌左侧第二前磨牙牙冠修复。
- 上颌左侧第一前磨牙、第一磨牙，下颌左侧第二磨牙、第二前磨牙，下颌右侧第一磨牙和第二磨牙有树脂或银汞合金填充物。
- 广泛的颊/唇侧牙龈退缩，可能是由于刷牙方式不当造成。
- 口腔卫生状况良好，牙菌斑和牙结石较少；全口牙菌斑指数（FMPS）为20%。
- 全口探诊检查显示除上颌右侧第一前磨牙、第二前磨牙和第一磨牙种植体外，探诊深度均未超过4mm。
- 上颌右侧第一前磨牙、第二前磨牙和第一磨牙是种植体支持式粘接固位的氧化锆修复体。
- 两颗远中的种植体——上颌右侧第二前磨牙和第一磨牙种植体的颊侧缺乏角化龈，修复体包含粉红色牙龈瓷。
- 固定桥含有盖嵴式修复；边缘密合性差。
- 没有足够的口腔卫生清洁的空间，可探及牙菌斑和牙结石。
- 所有种植位点的探诊深度均＞6mm，伴有探诊出血。种植体支持式修复体的轮廓导致种植体周的探诊较困难。

由于修复体是粘接固位，去除修复体方便进一步评估的办法并不可行。

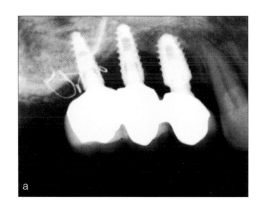 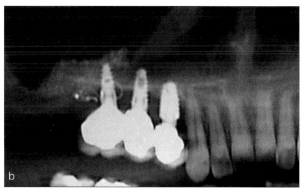

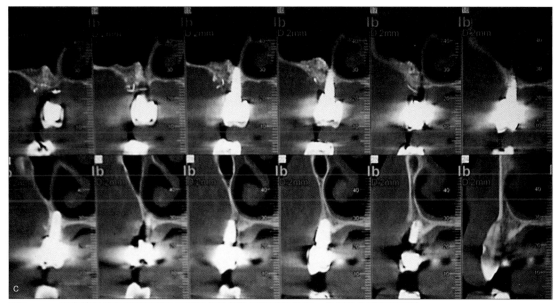

图2a～c　根尖放射线片及CBCT显示严重的种植体周环形骨缺损，修复体轮廓设计不佳

影像学检查

　　既往的CBCT和根尖放射线片可用于评估种植体周的边缘骨水平。根尖放射线片显示骨水平种植体伴有严重的种植体周环形骨缺损，右侧上颌窦内可见骨增量材料，靠近窦底处有金属结扎（图2a～c）。

　　根尖放射线片可见种植体和修复体之间的过渡区设计不合理。

诊断

　　基于临床和影像学的检查，可诊断为上颌右侧第一前磨牙、第二前磨牙和第一磨牙重度种植体周炎，与骨接触的种植体面积＜50%。

　　修复体的设计存在缺陷，不利于维护和牙菌斑控制。

治疗计划

　　基于以上检查，保留现有的修复体是不可能的。与此同时，即使通过切除方法治疗种植体周炎后，也不能保证在现有种植体上安装的修复体能有良好的预后。同时还需要考虑到由于种植体生产厂商未知，采购新的修复体部件也比较困难。

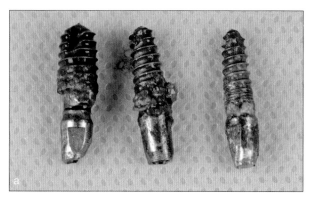

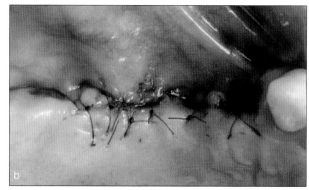

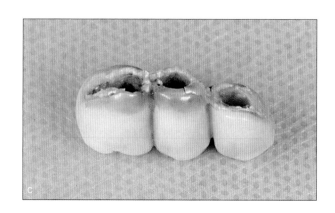

向患者提出的治疗方案如下：

- 去除修复体以及上颌右侧第一前磨牙、第二前磨牙和第一磨牙种植体和金属结扎丝。
- 戴入临时可摘局部义齿。
- 愈合4个月后重新拍CBCT，评估余留骨缺损情况，进行引导骨再生，以获得能植入种植体的足够骨量。
- 8个月后，在上颌右侧第一前磨牙和第一磨牙植入两颗新的种植体。建议患者同时治疗邻牙的牙龈退缩问题。
- 3个月后，进行二期手术和印模制取，制作临时的固定桥修复体。
- 2个月后，戴入最终修复体。

患者同意我们提出的治疗方案，并签署了知情同意书，她对治疗效果的预期较为现实。

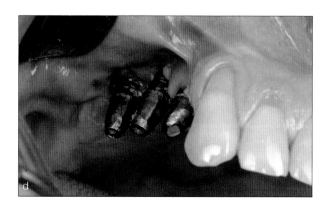

治疗

局部麻醉下取出种植体，在拆除种植体支持式固定桥后，可见修复体设计不良。凹面难以清洁，有大量的牙菌斑和牙结石。

取出种植体相对简单，可使用钳子，不需要翻黏骨膜瓣。用无菌生理盐水清洗种植窝。金属结扎的去除更为复杂，需要翻开小的黏膜瓣（图3a～e）。

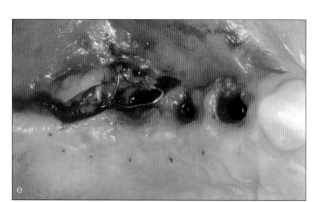

图3a～e 去除修复体、种植体和金属结扎丝

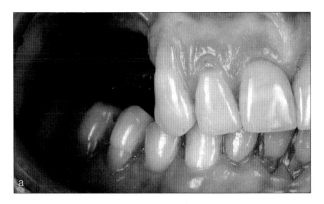
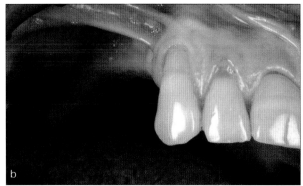
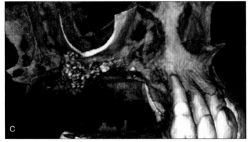
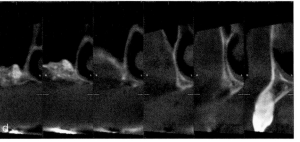

图4a～d　硬组织重建前萎缩的牙槽骨的临床照片和影像学表现

用可吸收的6-0缝线（Vicryl Ethicon；Johnson & Johnson Medical，New Brunswick，NJ，USA）缝合龈瓣和种植窝。使用0.2%氯己定漱口水含漱2周，同时服用非甾体类抗炎药缓解疼痛。

2周后拆线，取印模制作可摘局部义齿（RDP）。未见患者有并发症；患者也未报告任何症状。

4个月后进行临床检查和新的三维影像检查。软组织完全愈合，缺牙区牙槽嵴在垂直向和水平向维度上均有明显萎缩且颌间距离增加。

在骨重建前，进行新的CBCT检查，评估水平和垂直向骨缺损（图4a～d）。

骨重建应该使用修复体来引导，以实现始终以修复为导向的种植体植入（Chiapasco和Casentini，2018）。

以此为目标，我们将CBCT的DICOM文件发送至专业生产CAD/CAM个性化钛网的公司（Re-Oss，Filderstadt，Germany）。钛网经过3D设计预览和批准后生产。设计钛网的目的是重建足够的骨容量，以实现以修复为导向的种植体植入，并考虑到周围区域骨峰的存在（图5a～c）。

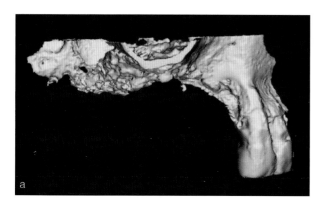

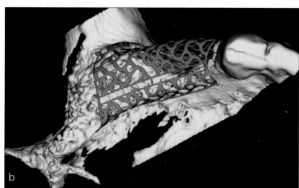

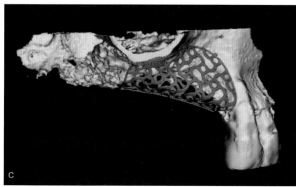

图5a～c　在制作个性化钛网之前，预览骨缺损和钛网的设计

在麻醉师的协助下，我们在局部麻醉和静脉镇静下进行骨增量手术。

手术的第一步是从下颌升支取自体骨。通过在第三磨牙区域的旁切口进入供骨区，暴露磨牙后区。用刮骨器（Safescraper；Meta，Reggio Emilia，Italy）收集自体骨屑。为了确定所需自体骨的确切数量，立即将采集的骨屑放入无菌的钛网中。由于钛网中填充了未压缩的骨屑，因此判断骨量是足够的（图6a，b）。

供骨区用无菌生理盐水冲洗，并用6-0可吸收缝线（Vicryl Ethicon；Johnson & Johnson Medical）缝合。

然后，在上颌受区的角化龈中做牙槽嵴顶切口和近远中垂直切口（图7），暴露骨面，去除残留的肉芽组织。

用小球钻穿通皮质骨预备滋养孔，使骨细胞迁移和骨移植材料再血管化。

随后，试戴钛网，以验证其与受区的精确匹配。试戴后，将刮取的自体骨屑与相应体积的去蛋白牛骨矿物质（DBBM）（Bio-Oss，Geistlich，Wolhusen，Switzerland）混合制成复合移植物。将移植物装入定制钛网中并放于骨缺损处（图8）。

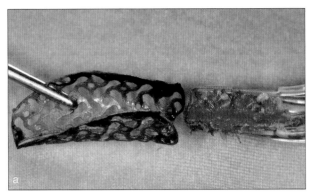
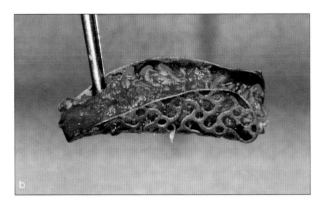

图6a，b 为了确定所需的准确骨量，直接将骨屑填满钛网

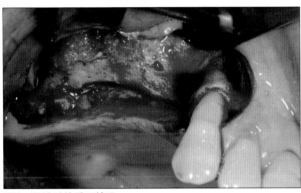
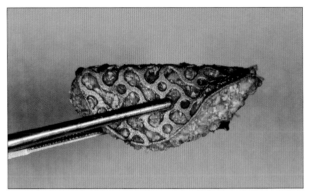

图7 翻瓣后的受区情况

图8 复合移植物的侧面，在放入受区之前将钛网填满

在确认钛网与受区准确贴合后，用2枚螺纹钛钉和1枚光滑钛钉（MC Bio，Lomazzo，Italy）固定钛网，并覆盖胶原膜（Bio-Gide，Geistlich）。通过骨膜松弛切口实现无张力关闭创口，用5-0缝线（Vicryl Ethicon；Johnson & Johnson）进行间断和水平褥式缝合。术后全景片显示钛网与受区精确匹配（图9a~d）。

在术中麻醉诱导时，静脉注射类固醇药物（地塞米松8mg），以减轻术后症状。

术后服用抗生素6天（阿莫西林/克拉维酸，每12小时1g）。用0.2%葡萄糖酸氯己定漱口水含漱

4周，同时口服非甾体类抗炎药减轻疼痛（布洛芬400mg）。嘱患者3周内刷牙避开术区。

患者自述术后在口内外均可见肿胀和皮下血肿。服用镇痛药后疼痛缓解。2周后拆线，无并发症。

患者每6周复诊一次以监测创口的愈合情况和是否有软组织裂开。

术后6周，磨除颊翼后，用软衬材料重衬可摘局部义齿，嘱患者除了美观需求，尽量少戴义齿。

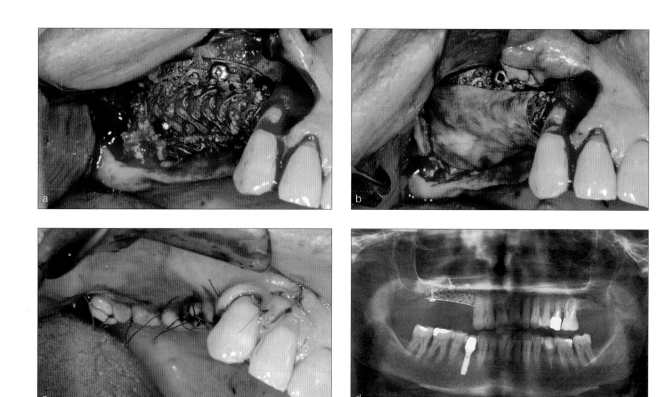

图9a~d 钛网紧密贴合术区，用螺纹钛钉和光滑钛钉固定钛网并覆盖胶原膜。无张力缝合创口以及术后的全景片

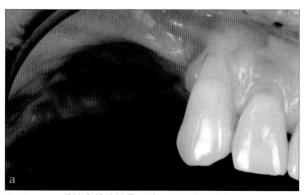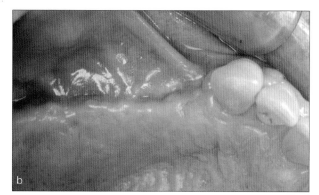

图10a，b 种植术前的植骨区域。组织完全愈合

种植体植入和牙周整形手术

骨增量术后8个月，愈合良好后，进行种植手术（图10a，b）。

新的CBCT显示钛网下有少量骨丧失，骨量足够，可实现以修复为导向的种植体植入，与种植规划软件所模拟的情况一致（图11a~d）。确定拟植入种植体的直径和长度。

将黏膜瓣向近中延伸，在前磨牙、侧切牙和中切牙龈乳头区做斜形切口，使黏膜瓣可以冠向复位，覆盖退缩的牙龈，从而改善邻牙的膜龈形态（图12）。由于尖牙根尖区角化龈不足，因此计划在此区域植入结缔组织瓣。

为了方便取出钛网，翻颊腭侧全厚瓣。将皮瓣的近中部分，即计划冠向复位的部分，翻半厚瓣，并确认瓣已冠向复位。

翻瓣后可见植骨区，去除钛钉，将钛网与下方的新生骨分离。

取出钛网后，似乎骨增量未见吸收，新生骨质地坚硬。按照常规流程预备种植窝。在上颌右侧第一前磨牙和第一磨牙位点分别植入种植体（Bone Level Tapered SLActive，直径为4.1mm，长度为10mm；Bone Level Tapered SLActive，直径为4.8mm，长度为10mm；Institut Straumann AG，Basel，Switzerland）（图13a～d）。

为了加快骨结合进程，采用了亲水SLActive表面种植体。

上颌右侧尖牙、侧切牙、中切牙用迷你Gracy刮治器做根面平整，之后将EDTA凝胶涂于暴露的根面2分钟以去除玷污层，这有利于冠向复位瓣血凝块的稳定。龈乳头的冠方去上皮，作为冠向复位瓣的受区。

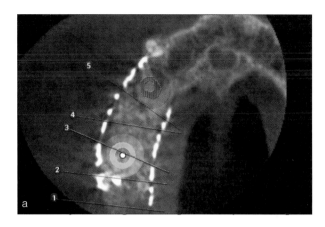

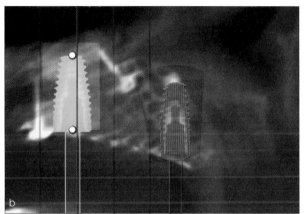

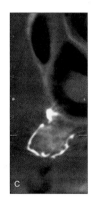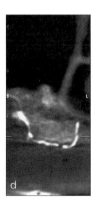

图11a～d 种植术前植骨区域的三维影像

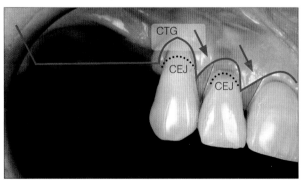

图12 种植手术以及治疗邻牙牙龈退缩的翻瓣设计。CTG，结缔组织移植；CEJ，釉牙骨质界

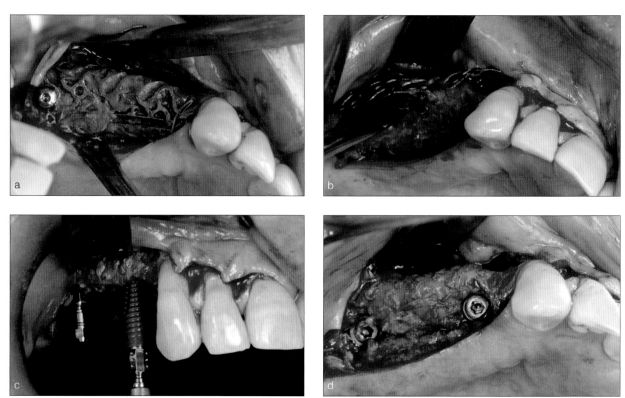

图13a~d 取出钛网后在上颌右侧第一前磨牙和第一磨牙位点植入种植体

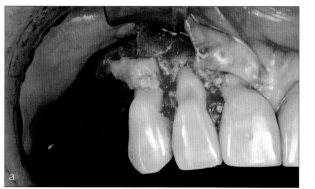
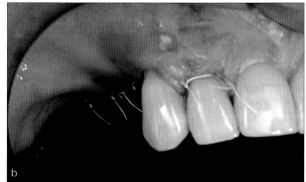

图14a，b 尖牙的颈部区域用7-0可吸收缝线固定结缔组织瓣，最后缝合的情况

从腭部取下一块结缔组织瓣，去上皮后用7-0可吸收缝线（PGA；Stoma，Emmingen-Liptingen，Germany）固定在尖牙的颈部区域。最后，用5-0聚四氟乙烯缝线（Omnia，Fidenza，Italy）初期关闭创口（图14a，b）。

给患者开了与骨增量术后相同的药物，并在2周后拆线。

拆线时患者自述有轻微的术后体征和症状。

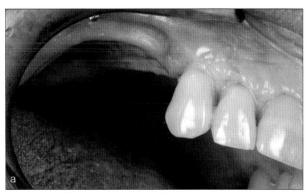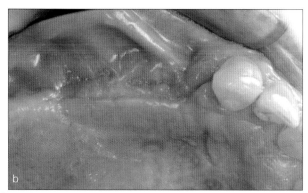

图15a，b　缺牙区重新翻瓣之前的侧面和𬌗面观，可见角化龈转移至腭侧

二期手术

2个月后，组织愈合良好，邻牙周围的膜龈形态外观有所改善。计划进行二期手术，暴露种植体，连接基台（图15a，b）。

之前的手术导致膜龈联合线的位置不可避免地向腭侧移动，由于种植体颊侧角化龈被认为对种植体的长期预后很重要，因此我们将切口定位于腭侧，将角化龈转移至颊侧，将其缝合固定在锥形的穿黏膜愈合基台周围。

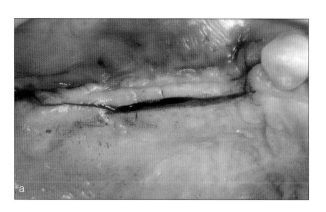

为了避免新生骨暴露，我们翻半厚瓣；基于同样的原因，我们在种植体间的区域用胶原海绵（Collacone；Botiss Biomaterials，Zossen，Germany）保护，用5-0可吸收线（Vicryl Ethicon；Johnson & Johnson）将龈瓣固定在新的位置（图16a～c）。

用0.2%氯己定漱口水含漱2周，嘱患者刷牙避开术区。

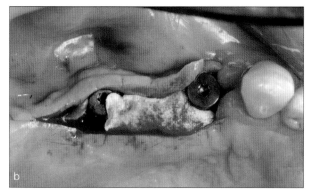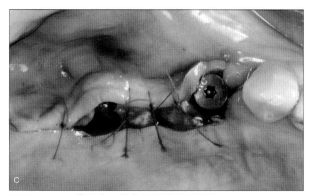

图16a～c　二期手术，将角化龈转移至颊侧

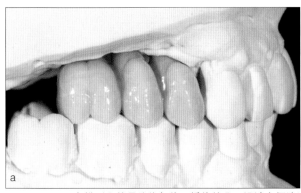 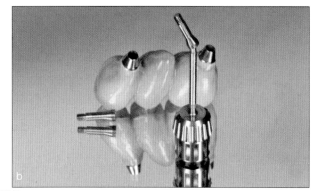

图17a，b 石膏模型上的最终修复体。桥体的凸面设计方便清洁维护

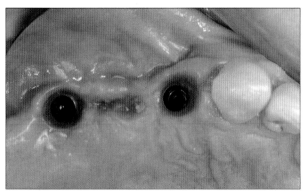

图18 戴入最终修复体前的术区情况

修复

拆线2周后，修复阶段开始。连接金属转移杆后用聚醚制取开窗式印模（Impregum；3M ESPE，Seefeld，Germany）。用自凝树脂重衬卡扣式咬合记录装置，完成咬合记录的制取，同时与技工室沟通比色信息。

经过试戴后，使用CAD/CAM技术制作了螺钉固位的金属烤瓷桥。

使用技工室软件（CARES，Institut Straumann AG）可以将金属支架中螺钉孔放在更理想的位置。改良的螺钉头使角度螺丝刀可以使用。

最终修复体的设计有足够的口腔卫生清洁空间和可清洁的凸出表面（图17a，b）。

取出愈合螺钉后，种植体内的空腔用1%氯己定凝胶消毒。

记录种植体周的探诊深度。上颌右侧尖牙、侧切牙和中切牙的牙龈覆盖情况有所改善（与图4c相比）。

戴入最终修复体时可见软组织愈合良好，种植体周可见角化龈带（图18）。

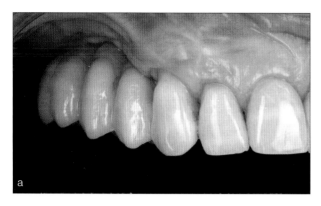
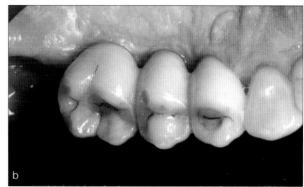
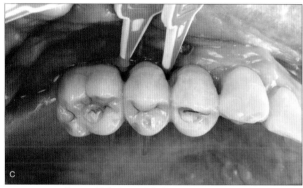
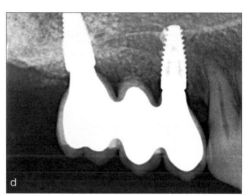

图19a～d　戴牙后的临床和影像学检查。种植体支持式固定桥完全就位，轮廓良好

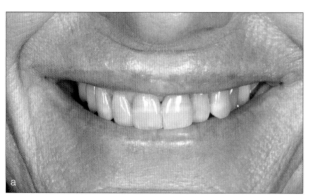
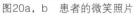
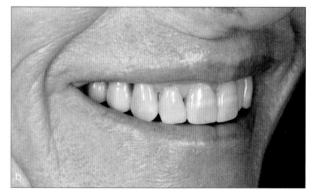

图20a，b　患者的微笑照片

当患者接受了修复体的外观后，戴入固定桥，扭矩加至35N·cm。根尖放射线片显示固定桥精确就位，用聚四氟乙烯条和流动树脂封闭螺钉孔。

修复体与周围组织协调：有足够的清洁空间。根尖放射线片显示种植体支持式固定桥完全就位，轮廓良好（图19a～d）。

患者接受了专业的口腔卫生指导，包括如何使用牙刷和牙间隙刷。

修复体的最终照片显示种植体支持式固定桥的外观与周围组织和患者笑线协调一致（图20a，b）。患者对治疗效果非常满意。

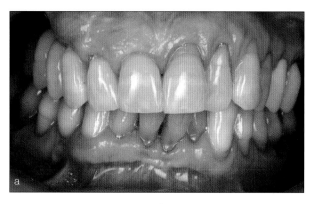
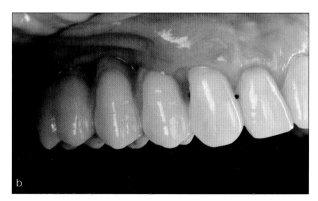
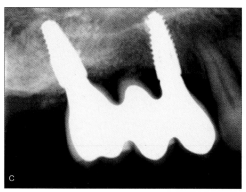

图21a～c　2年后的临床和影像学复查

随访复查

患者每4个月复诊，进行专业的口腔洁治和临床检查，患者维持了很高的口腔卫生水平。屡次随访中，种植体周均未发现探诊深度增加或探诊出血。2年后的根尖放射线片显示近中种植体的远中部分有少量骨改建（图21a～c）。

患者对于美学和功能的期望已完全满足，并且她能够清洁术区，没有任何不适。

讨论

当种植体受到种植体周炎的影响时，对种植体的治疗和维护，如果可能的话应该首选修复治疗。这通常能够为患者提供更微创的治疗，并减少成本和时间。

但是，如果发生了严重的骨丧失，我们就必须权衡所有治疗方案的益处和可能的局限性。

本病例中，在决定拔除种植体之前我们需要考虑以下几个因素：

- 种植体周骨丧失＞50%的种植体长度。
- 垂直骨吸收导致种植体周骨缺损，种植体无骨内部分。这种缺损形态不利于种植体周炎的再生治疗，通常只能采用切除手术，但是可能会导致软组织退缩和种植体表面暴露。
- 种植体周软组织不足，远中种植体周缺乏角化龈。
- 修复体形态不佳，不利于维护。
- 由于患者是在国外植入种植体，种植体品牌未知，可获得的信息有限。因此无法找到原厂的修复体部件重新制作修复体。
- 患者口内的其余牙无明显的牙周问题，口腔卫生维护良好。因此，我们可以推测她在短时间内产生的严重的种植体周炎主要是由于不正确的外科和修复治疗所致。

考虑到以上这些因素，最合理的治疗方式即拔除种植体，行GBR，再植入新的种植体和重新制作修复体。

任何拔除种植体的操作都应该以最保守的方式进行，尽量避免损伤邻牙和骨。本病例中，我们在不翻瓣的情况下将种植体拧松。

有文献报告可以联合钛网行GBR，进行水平向和垂直向骨增量（Proussaefs和Lozada，2006；Roccuzzo等，2004；Roccuzzo等，2007），但该技术也存在一定局限性。对钛网进行塑形以完全贴合骨缺损区是一个耗时且复杂的程序。钛网通常是从成品钛网中剪下一块，但是它锐利的边缘可能会增加软组织裂开的风险。因此，采用CAD/CAM技术制成的个性化钛网可以简化流程，减少手术时间（Sagheb等，2017；Seiler等，2018；Sumida等，2015）。

钛网的三维形状可以通过数字化预览，并根据外科医生的要求进行修改。根据笔者使用此类个性化钛网的大量手术经验，钛网与缺损区的匹配通常非常精确，这可以简化手术，缩短手术时间。此外，钛网还可用于确定从供区所需要获取的骨量。

相比于其他骨增量技术，例如聚四氟乙烯膜或者骨块移植，二次手术会更困难，因为我们需要将钛网与新生骨剥离，这个步骤比较耗时。同时也要考虑到钛网的成本。

然而，个性化钛网的好处胜于它的缺点，它标志着三维骨增量技术的真正进步。这也被最近的研究（Chiapasco等，2021）所证实。

尤其是在口腔后部、较难进入的后牙区，角化龈带的存在，是预防种植体周炎的关键因素（Schrott等，2009；Lin等，2013；Roccuzzo等，2016）。也是治疗前我们需要考虑的重要因素。由于上颌区硬组织增量会导致膜龈联合线的位置向腭侧移动，种植手术可以同时在种植体颊部创造足量的角化龈。

易于拆卸是对种植修复体的基本要求，因此，在许多病例中螺钉固位是修复体制作的金标准。CAD/CAM技术使切削的金属支架可以获得理想的螺钉孔位置。

本病例展示了重度种植体周炎拔除种植体后可用于治疗三维骨缺损的方法。病例还需要更长的随访时间，以验证治疗效果是否可以保持。

致谢

技工室程序

Alessandro Giacometti–Genova, Italy

12.17 咬合力——种植失败的原因是什么？

N. U. Zitzmann

牙菌斑生物膜是引起种植体周炎的主要原因（Zitzmann和Berglundh，2008）。种植体周炎是种植体周软硬组织的炎症性疾病（Berglundh等，2018）。它通常会在种植体周扩散，因此种植体周炎的典型特征是种植体周骨缺损呈碗状或凹坑状。

骨结合是指在光镜下骨和种植体表面直接接触，从而使种植体保持稳定，与种植体长度无关。只有当种植体周炎发展到骨丧失达种植体根尖时，才会导致种植体松动（Berglundh等，2011）。

极少数情况下，种植体的脱落发生在种植体成功行使功能数年后突然松动，不伴有任何炎症的体征或症状（Piattelli等，2003）。这是由于咬合或副功能运动的负荷超出了骨结合所能承受的强度，不伴有炎症性疾病的前期表现。影像检查可见种植体和骨壁之间有结缔组织带，与牙周膜的影像学表现类似（图1）。

根据组织学检查，这个结缔组织带的特点是缺乏炎症细胞，可称之为无菌性坏死，是由于骨的机械创伤导致骨结合丧失（Piattelli等，2003）。虽然牙菌斑生物膜和过度负荷是两种完全不同的病因，但是二者可以同时发生；例如，当剩余的骨结合水平因严重的种植体周炎而降低时，承载负荷的阈值也会降低。

一个临床前研究（Miyata等，2000）显示约250μm的早接触引起的咬合创伤持续4周即可引起骨结合丧失，但是临床研究的证据尚不足（Berglundh等，2018）。过度负荷——例如临时可摘义齿传递咬合力——可能会在种植体早期愈合阶段干扰骨结合。这种早期的过度负荷引起超过50～150μm量级的微动；则可能导致随后的种植失败，尤其是对机械加工表面的种植体而言（Szmukler-Moncler等，2000）。此外，过度负荷还可能发生在种植体成功行使功能数年之后，例如当患者由于偏侧咀嚼改变了咬合状况或者有副功能的情况下（图3）。

虽然我们对于个体的咬合极限，即可承受的负荷与咬合创伤之间的阈值知之甚少，但是以下这几个因素可能会对此产生影响：

- 种植体表面和矿化骨的直接接触面积，这也受种植体表面处理的影响。
- 种植体周松质骨和皮质骨的组成比例。
- 咬合力的类型和方向。

对垂直向咬合力，例如沿着种植体轴向上的紧咬牙，比种植轴向不佳或磨牙引起的侧向力耐受性更强（图1）。

图1a 临床检查种植体周组织健康，口腔卫生良好，种植体周探诊深度为2~3 mm，左侧尖牙区基台（在位8年）探诊无出血，但种植体松动

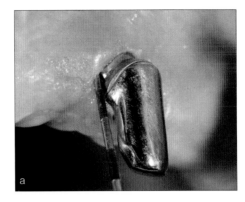
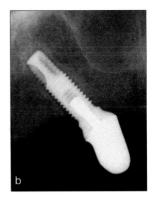

图1b 上颌左侧尖牙种植体的根尖放射线片，边缘骨少量吸收，近中骨水平吸收至第2个螺纹位置，远中骨水平在种植体肩台位置，种植体和骨之间存在一层类似牙周膜的透光区

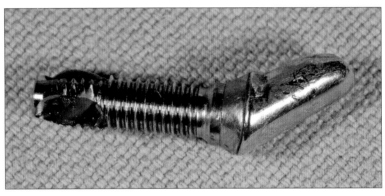

图1c 种植体轴向和基台之间的角度提示在松动的种植体上存在侧向力

咬合力过大引起的机械并发症，是过度负荷的早期临床表现，包括螺钉松动、崩瓷、瓷层或支架折断、基台螺钉或种植体折断。

对副功能的解决方法包括夜间佩戴𬌗垫（最好是密歇根𬌗垫）以及理疗放松肌肉（Lobbezoo等，2006）。有荟萃分析（Chrcanovic等，2016）显示磨牙症患者的种植失败风险增加。其他的方法包括减轻种植修复体上的咬合力，但是不具有循证医学依据；增加种植体数量和长度，避免短牙弓修复，降低牙尖斜度，仅保留一个正中咬合接触区，在磨牙区避免悬臂梁设计，采用夹板式相连的种植修复方式（Lobbezoo等，2006）。最近的研究（de Souza Batista等，2019）为最后一种方式提供了进一步的临床证据。

由于牙周膜的厚度在0.1~0.3mm（Kronfeld，1931），在咬合过程中有一部分天然牙会伸长，因此应该留出一定的空间来补偿缺乏动度的骨结合种植体（表1和图2a~f）。

表1　种植修复体咬合和功能的临床建议

修复体	咬合	功能
单颗种植体（图2a～c）	金属咬合纸可抽出	无
游离端种植体（图2d～f）	修复体与金属咬合纸轻微接触，尖牙全接触	尖牙保护𬌗
全牙列修复	悬臂梁无接触	尖牙保护𬌗或组牙功能𬌗

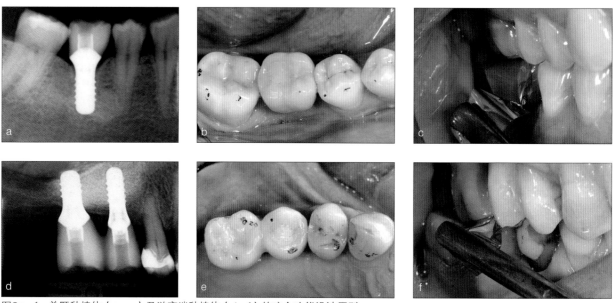

图2a～f　单颗种植体（a～c）及游离端种植体（d～f）的咬合功能设计原则

由于天然牙的牙周膜结构与种植体骨结合直接接触的方式存在根本的区别，我们提出以下建议：

- 种植体支持式单冠对颌为天然牙时，在咬合时应将金属咬合纸拉出，同时在功能运动时避免接触（图2a～c）。
- 当种植修复体位于游离端，且尖牙为天然牙时，修复体应该与金属咬合纸轻接触，功能运动时为尖牙引导，以保护后牙区的修复体（图2d～f）。
- 在全牙列修复时，悬臂应该避免咬合接触。此外，功能运动时，仅当对颌的尖牙为天然牙时，才可以作尖牙保护𬌗，否则应设计成组牙功能𬌗。

- 当计划在天然牙和种植体上做可摘义齿修复时，应在种植体上选择弹性附着体，以补偿其因骨结合而产生的刚性。否则在咬合过程中，天然牙上的弹性部件（例如卡环）在生理上可以缓冲，但是在种植体上的刚性部件（例如套筒）可能会导致种植体过度负荷（图1a～c）。

病例展示

一位74岁男性患者，在2008年和2011年分别接受了上下颌的种植固定义齿修复（IFDP）。拔牙的主要原因是反复发作的龋齿，这可能与患者服用降脂药物引起唾液分泌减少的副作用有关。患者每隔3个月定期维护，由口腔卫生士和口腔医生进行洁治和涂氟。

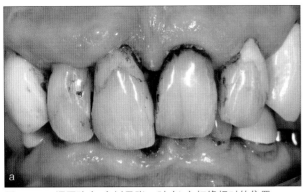 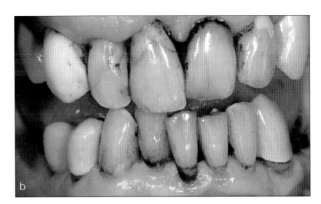

图3a，b 深覆𬌗（a）以及张口时（b）切缘相对的位置

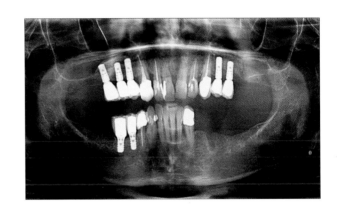

图3c 拔除下颌左侧第二前磨牙5个月以后的全景片

患者尽管规律地接受支持治疗，但是牙颈部反复龋坏做了填充治疗。患者有明显深覆𬌗、前牙保护𬌗，而正中咬合时前牙无接触（图3a，b）。

2014年，下颌左侧第二前磨牙由于根折被拔除。该牙之前是一个三单位固定桥的远中基牙。在分离近中基牙和桥体后，尖牙成了最远中的牙（图3c）。

出于患者的个人原因，左侧没有咬合功能的情况维持了2年，尽管他坚持每3个月进行牙周随访，但是缺牙区未戴入任何临时修复体。他的牙周情况和种植体周情况均良好，口腔卫生理想（图3d，e）。2016年，患者自觉下颌右侧第一磨

牙的种植体松动。2周后，种植体自行脱落。在种植体脱落6天后他前来就诊（图3f，g）。

种植体在5年内健康地行使功能却突然脱落，提示我们这是咬合力过大所致。最近的大部分临床检查均显示种植体周健康，探诊深度为2～3mm，无探诊出血。2015年（患者73岁）的全景片显示患者左侧缺乏咬合功能，下颌右侧区域种植体的直径为4.1mm和4.8mm，长度为8mm，种植修复体的冠根比＞1。虽然种植体行使功能的时间不等（在2015年为4～7年），但种植体周骨水平均位于肩台位置，并且没有种植体周炎引起的骨丧失表现。

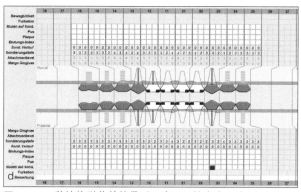

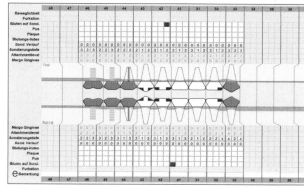

图3d，e 种植体脱落前的最后一次牙周检查表：（d）上颌。（e）下颌

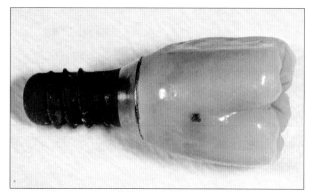

图3f 带着牙冠一起脱落的下颌右侧第一磨牙种植体

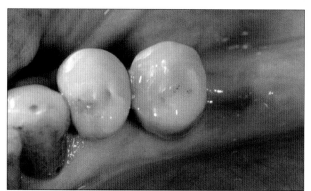

图3g 种植体脱落6天后创口闭合

讨论

几个因素可能会导致种植体过度负荷：由于左侧缺乏咬合功能引起右侧长期咬合力集中；种植修复体之间的咬合缺乏本体感受器（Fontijn-Tekamp等，2000）；冠根比＞1。根据最近的综述，冠根比为0.9～2.1并不影响单颗种植修复体的生物或机械并发症的发生（Meijer等，2018）。

虽然上述因素本身都不会导致种植体脱落的风险增加，但是多个因素结合，可能会超过咬合阈值，从而影响骨结合。种植体过大的咬合力会导致咬合创伤（过度负荷），导致骨结合突然失败，同时伴有种植体松动，最终脱落。牙周组织的情况则相反，对牙周支持力正常的牙齿施加创伤性咬合力，以及对牙周支持力减少的牙齿施加正常或创伤性咬合力，都会导致牙周膜变宽，牙齿动度增加（Jepsen等，2018）。牙齿动度可以通过消除创伤性咬合力、夹板固定和提高牙周健康情况来改善，但种植体的松动不可避免地会导致种植体的脱落。

13 参考文献

References have been listed in the order of (1) the first or only author's last name and (2) the year of publication. Identical short references are distinguished in the text by lowercase letters, which if used are given in parentheses at the end of the respective entry in this list of references.

Digital Object Identifier (DOI) names have been added to the individual references wherever they were available with reasonable effort, to allow readers to check the respective references quickly. For more information, refer to https://www.doi.org. When entering a DOI name in the search field on that site, make sure not to enter the leading "doi:" or the trailing period. You may also access a reference by pointing your browser to https://doi.org/<DOI name>, where <DOI name> should be replaced with the actual DOI name without the leading "doi:" or the trailing period (e.g., "10.1000/xyz123").

Abrahamsson I, Berglundh T, Lindhe J. Soft tissue response to plaque formation at different implant systems. A comparative study in the dog. Clin Oral Implants Res. **1998** Apr; 9(2): 73–79. doi: 10.1034/j.1600-0501.1998.090202.x.

Abrahamsson KH, Wennström JL, Berglundh T, Abrahamsson I. Altered expectations on dental implant therapy; views of patients referred for treatment of peri-implantitis. Clin Oral Implants Res. **2017** Apr; 28(4): 437–442. doi: 10.1111/clr.12817.

Aghazadeh A, Rutger Persson G, Renvert S. A single-centre randomized controlled clinical trial on the adjunct treatment of intra-bony defects with autogenous bone or a xenograft: results after 12 months. J Clin Periodontol. **2012** Jul; 39(7): 666–673. doi: 10.1111/j.1600-051X.2012.01880.x.

Aglietta M, Siciliano VI, Zwahlen M, Brägger U, Pjetursson BE, Lang NP, Salvi GE. A systematic review of the survival and complication rates of implant supported fixed dental prostheses with cantilever extensions after an observation period of at least 5 years. Clin Oral Implants Res. **2009** May; 20(5): 441–451. doi: 10.1111/j.1600-0501.2009.01706.x.

Aglietta M, Iorio Siciliano V, Blasi A, et al. Clinical and radiographic changes at implants supporting single-unit crowns (SCs) and fixed dental prostheses (FDPs) with one cantilever extension. A retrospective study. Clin Oral Implants Res. **2012** May; 23(5): 550–555. doi: 710.1111/j.1600-0501.2011.02391.x.

Aguirre-Zorzano LA, Estefanía-Fresco R, Telletxea O, Bravo M. Prevalence of peri-implant inflammatory disease in patients with a history of periodontal disease who receive supportive periodontal therapy. Clin Oral Implants Res. **2015** Nov; 26(11): 1338–1344. doi: 10.1111/clr.12462.

Aimetti M, Mariani GM, Ferrarotti F, Ercoli E, Liu CC, Romano F. Adjunctive efficacy of diode laser in the treatment of peri-implant mucositis with mechanical therapy: A randomized clinical trial. Clin Oral Implants Res. **2019** May; 30(5): 429–438. doi: 10.1111/clr.13428.

Al-Ahmad A, Muzafferiy F, Anderson AC, et al. Shift of microbial composition of peri-implantitis-associated oral biofilm as revealed by 16S rRNA gene cloning. J Med Microbiol. **2018** Mar; 67(3): 332–340. doi: 10.1099/jmm.0.000682.

Albouy JP, Abrahamsson I, Persson LG, Berglundh T. Spontaneous progression of ligatured induced peri-implantitis at implants with different surface characteristics. An experimental study in dogs II: histological observations. Clin Oral Implants Res. **2009** Apr; 20(4): 366–371. doi: 10.1111/j.1600-0501.2008.01645.x.

Albouy JP, Abrahamsson I, Berglundh T. Spontaneous progression of experimental peri-implantitis at implants with different surface characteristics: an experimental study in dogs. J Clin Periodontol. **2012** Feb; 39(2): 182–197. doi: 10.1111/j.1600-051X.2011.01820.x.

Albrektsson T, Isidor F. Consensus report of session IV. Proceedings of the First European Workshop on Periodontology. Lang NP, Karring T (eds). London: Quintessence Publishing; 1994: 365–369.

Albrektsson T, Jemt T, Mölne J, Tengvall P, Wennerberg A. On inflammation-immunological balance theory-A critical apprehension of disease concepts around implants: Mucositis and marginal bone loss may represent normal conditions and not necessarily a state of disease. Clin Implant Dent Relat Res. **2019** Feb; 21(1): 183–189. doi: 10.1111/cid.12711.

Allocca G, Pudylyk D, Signorino F, Grossi GB, Maiorana C. Effectiveness and compliance of an oscillating-rotating toothbrush in patients with dental implants: a randomized clinical trial. Int J Implant Dent. **2018** Dec 10; 4(1): 38. doi: 10.1186/s40729‑018-0150-6.

Almohandes A, Carcuac O, Abrahamsson I, Lund H, Berglundh T. Re-osseointegration following reconstructive surgical therapy of experimental peri-implantitis. A pre-clinical in vivo study. Clin Oral Implants Res. **2019** May; 30(5): 447–456. doi: 10.1111/clr.13430.

Amerio E, Mainas G, Petrova D, Giner Tarrida L, Nart J, Monje A. Compliance with supportive periodontal/peri-implant therapy: A systematic review. J Clin Periodontol. **2020** Jan; 47(1): 81–100. doi: 10.1111/jcpe.13204.

Amin PN, Bissada NF, Ricchetti PA, Silva APB, Demko CA. Tuberosity versus palatal donor sites for soft tissue grafting: A split-mouth clinical study. Quintessence Int. **2018**; 49(7): 589–598. doi: 10.3290/j.qi.a40510.

Apatzidou D, Lappin DF, Hamilton G, Papadopoulos CA, Konstantinidis A, Riggio MP. Microbiome of peri-implantitis affected and healthy dental sites in patients with a history of chronic periodontitis. Arch Oral Biol. **2017** Nov; 83: 145–152. doi: 10.1016/j.archoralbio.2017.07.007.

Araújo MG, Lindhe J. Peri-implant health. J Periodontol. **2018** Jun; 89 Suppl 1: S249–S256. doi: 10.1002/JPER.16-0424.

Becker J, John G, Becker K, Mainusch S, Diedrichs G, Schwarz F. Clinical performance of two-piece zirconia implants in the posterior mandible and maxilla: a prospective cohort study over 2 years. Clin Oral Implants Res. **2017** Jan; 28(1): 29–35. doi: 10.1111/clr.12610.

Behneke A, Behneke N, d'Hoedt B. Treatment of peri-implantitis defects with autogenous bone grafts: six-month to 3-year results of a prospective study in 17 patients. Int J Oral Maxillofac Implants. **2000** Jan-Feb; 15(1): 125–138.

Berglundh T, Lindhe J, Marinello C, Ericsson I, Liljenberg B. Soft tissue reaction to de novo plaque formation on implants and teeth. An experimental study in the dog. Clin Oral Implants Res. **1992** Mar; 3(1): 1–8. doi: 10.1034/j.1600-0501.1992.030101.x.

Berglundh T, Gislason O, Lekholm U, Sennerby L, Lindhe J. Histopathological observations of human periimplantitis lesions. J Clin Periodontol. **2004** May; 31(5): 341–347. doi: 10.1111/j.1600-051X.2004.00486.x.

Berglundh T, Zitzmann NU, Donati M. Are peri-implantitis lesions different from periodontitis lesions? J Clin Periodontol. **2011** Mar; 38 Suppl 11: 188–202. doi: 10.1111/j.1600-051X.2010.01672.x.

Berglundh T, Armitage G, Araújo MG, et al. Peri-implant diseases and conditions: Consensus report of workgroup 4 of the 2017 World Workshop on the Classification of Periodontal and Peri-Implant Diseases and Conditions. J Clin Periodontol. **2018** Jun; 45 Suppl 20: S286–S291. doi: 10.1111/jcpe.12957.

Berglundh T, Armitage G, Araújo MG, et al. Peri-implant diseases and conditions: Consensus report of workgroup 4 of the 2017 World Workshop on the Classification of Periodontal and Peri-Implant Diseases and Conditions. J Periodontol. **2018** Jun; 89 Suppl 1: S313–S318. doi: 10.1002/JPER.17-0739.

Berglundh T, Wennström JL, Lindhe J. Long-term outcome of surgical treatment of peri-implantitis. A 2-11-year retrospective study. Clin Oral Implants Res. **2018** Apr; 29(4): 404–410. doi: 10.1111/clr.13138.

Bermejo P, Sánchez MC, Llama-Palacios A, Figuero E, Herrera D, Sanz Alonso M. Biofilm formation on dental implants with different surface micro-topography: An in vitro study. Clin Oral Implants Res. **2019** Aug; 30(8): 725–734. doi: 10.1111/clr.13455.

Bianchini MA, Galarraga-Vinueza ME, Apaza-Bedoya K, De Souza JM, Magini R, Schwarz F. Two to six-year disease resolution and marginal bone stability rates of a modified resective-implantoplasty therapy in 32 peri-implantitis cases. Clin Implant Dent Relat Res. **2019** Aug; 21(4): 758–765. doi: 10.1111/cid.12773.

Blasi A, Iorio-Siciliano V, Pacenza C, Pomingi F, Matarasso S, Rasperini G. Biofilm removal from implants supported restoration using different instruments: a 6-month comparative multicenter clinical study. Clin Oral Implants Res. **2016** Feb; 27(2): e68–e73. doi: 10.1111/clr.12530.

Brägger U, Hirt-Steiner S, Schnell N, Schmidlin K, Salvi GE, Pjetursson B, Matuliene G, Zwahlen M, Lang NP. Complication and failure rates of fixed dental prostheses in patients treated for periodontal disease. Clin Oral Implants Res. **2011** Jan; 22(1): 70 – 77. doi: 10.1111/j.1600-0501.2010.02095.x.

Bullon P, Fioroni M, Goteri G, Rubini C, Battino M. Immunohistochemical analysis of soft tissues in implants with healthy and peri-implantitis condition, and aggressive periodontitis. Clin Oral Implants Res. **2004** Oct; 15(5): 553 – 559. doi: 10.1111/j.1600-0501.2004.01072.x.

Buser D, Janner SF, Wittneben JG, Brägger U, Ramseier CA, Salvi GE. 10-year survival and success rates of 511 titanium implants with a sandblasted and acid-etched surface: a retrospective study in 303 partially edentulous patients. Clin Implant Dent Relat Res. **2012** Dec; 14(6): 839 – 851. doi: 10.1111/j.1708-8208.2012.00456.x.

Carcuac O, Berglundh T. Composition of human peri-implantitis and periodontitis lesions. J Dent Res. **2014** Nov; 93(11): 1083 – 1088. doi: 10.1177/0022034514551754.

Carcuac O, Abrahamsson I, Albouy JP, Linder E, Larsson L, Berglundh T. Experimental periodontitis and peri-implantitis in dogs. Clin Oral Implants Res. **2013** Apr; 24(4): 363 – 371. doi: 10.1111/clr.12067.

Carcuac O, Derks J, Charalampakis G, Abrahamsson I, Wennström J, Berglundh T. Adjunctive Systemic and Local Antimicrobial Therapy in the Surgical Treatment of Peri-implantitis: A Randomized Controlled Clinical Trial. J Dent Res. **2016** Jan; 95(1): 50 – 57. doi: 10.1177/0022034515601961.

Carcuac O, Derks J, Abrahamsson I, Wennström JL, Petzold M, Berglundh T. Surgical treatment of peri-implantitis: 3-year results from a randomized controlled clinical trial. J Clin Periodontol. **2017** Dec; 44(12): 1294 – 1303. doi: 10.1111/jcpe.12813.

Carcuac O, Derks J, Abrahamsson I, Wennström JL, Berglundh T. Risk for recurrence of disease following surgical therapy of peri-implantitis—A prospective longitudinal study. Clin Oral Implants Res. **2020** Nov; 31(11): 1072 – 1077. doi: 10.1111/clr.13653.

Cardaropoli D, Gaveglio L. Supportive periodontal therapy and dental implants: an analysis of patients' compliance. Clin Oral Implants Res. **2012** Dec; 23(12): 1385 – 1388. doi: 10.1111/j.1600-0501.2011.02316.x.

Chan D, Pelekos G, Ho D, Cortellini P, Tonetti MS. The depth of the implant mucosal tunnel modifies the development and resolution of experimental peri-implant mucositis: A case-control study. J Clin Periodontol. **2019** Feb; 46(2):248 – 255. doi: 10.1111/jcpe.13066.

Charalampakis G, Leonhardt Å, Rabe P, Dahlén G. Clinical and microbiological characteristics of peri-implantitis cases: a retrospective multicentre study. Clin Oral Implants Res. **2012** Sep; 23(9): 1045 – 1054. doi: 10.1111/j.1600-0501.2011.02258.x.

Chiapasco M, Casentini P. Horizontal bone-augmentation procedures in implant dentistry: prosthetically guided regeneration. Periodontol 2000. **2018** Jun; 77(1): 213 – 240. doi: 10.1111/prd.12219.

Chiapasco M, Casentini P, Tommasato G, Dellavia C, Del Fabbro M. Customized CAD/CAM titanium meshes for the guided bone regeneration of severe alveolar ridge defects: Preliminary results of a retrospective clinical study in humans. Clin Oral Implants Res. **2021** Apr; 32(4): 498 – 510. doi: 10.1111/clr.13720.

Chongcharoen N, Lulic M, Lang NP. Effectiveness of different interdental brushes on cleaning the interproximal surfaces of teeth and implants: a randomized controlled, double-blind cross-over study. Clin Oral Implants Res. **2012** May; 23(5): 635 – 640. doi: 10.1111/j.1600-0501.2011.02387.x.

Cho-Yan Lee J, Mattheos N, Nixon KC, Ivanovski S. Residual periodontal pockets are a risk indicator for peri-implantitis in patients treated for periodontitis. Clin Oral Implants Res. **2012** Mar; 23(3): 325 – 333. doi: 10.1111/j.1600-0501.2011.02264.x.

Chrcanovic BR, Kisch J, Albrektsson T, Wennerberg A. Bruxism and dental implant failures: a multilevel mixed effects parametric survival analysis approach. J Oral Rehabil. **2016** Nov; 43(11): 813 – 823. doi: 10.1111/joor.12431.

Coli P, Christiaens V, Sennerby L, Bruyn H. Reliability of periodontal diagnostic tools for monitoring peri-implant health and disease. Periodontol 2000. **2017** Feb; 73(1): 203 – 217. doi: 10.1111/prd.12162.

Cornelini R, Artese L, Rubini C, et al. Vascular endothelial growth factor and microvessel density around healthy and failing dental implants. Int J Oral Maxillofac Implants. **2001** May-Jun; 16(3): 389 – 393.

Costa FO, Takenaka-Martinez S, Cota LO, Ferreira SD, Silva GL, Costa JE. Peri-implant disease in subjects with and without preventive maintenance: a 5-year follow-up. J Clin Periodontol. **2012** Feb; 39(2): 173 – 181. doi: 10.1111/j.1600-051X.2011.01819.x.

Costa-Berenguer X, García-García M, Sánchez-Torres A, Sanz-Alonso M, Figueiredo R, Valmaseda-Castellón E. Effect of implantoplasty on fracture resistance and surface roughness of standard diameter dental implants. Clin Oral Implants Res. **2018** Jan; 29(1): 46 – 54. doi: 10.1111/clr.13037.

Dabdoub SM, Tsigarida AA, Kumar PS. Patient-specific analysis of periodontal and peri-implant microbiomes. J Dent Res. **2013** Dec; 92(12 Suppl): 168S – 175S. doi: 10.1177/0022034513504950.

Dalago HR, Schuldt Filho G, Rodrigues MA, Renvert S, Bianchini MA. Risk indicators for Peri-implantitis. A cross-sectional study with 916 implants. Clin Oral Implants Res. **2017** Feb; 28(2): 144 – 150. doi: 10.1111/clr.12772.

Danser MM, van Winkelhoff AJ, de Graaff J, Loos BG, van der Velden U. Short-term effect of full-mouth extraction on periodontal pathogens colonizing the oral mucous membranes. J Clin Periodontol. **1994** Aug; 21(7): 484 – 489. doi: 10.1111/j.1600-051x.1994.tb00412.x.

Danser MM, van Winkelhoff AJ, van der Velden U. Periodontal bacteria colonizing oral mucous membranes in edentulous patients wearing dental implants. J Periodontol. **1997** Mar; 68(3): 209 – 216. doi: 10.1902/jop.1997.68.3.209.

Daubert DM, Weinstein BF, Bordin S, Leroux BG, Flemming TF. Prevalence and predictive factors for peri-implant disease and implant failure: a cross-sectional analysis. J Periodontol. **2015** Mar; 86(3): 337 – 347. doi: 10.1902/jop.2014.140438.

De Boever AL, De Boever JA. Early colonization of non-submerged dental implants in patients with a history of advanced aggressive periodontitis. Clin Oral Implants Res. **2006** Feb; 17(1): 8 – 17. doi: 10.1111/j.1600-0501.2005.01175.x.

de Freitas AR, Silva TSO, Ribeiro RF, de Albuquerque Junior RF, Pedrazzi V, do Nascimento C. Oral bacterial colonization on dental implants restored with titanium or zirconia abutments: 6-month follow-up. Clin Oral Investig. **2018** Jul; 22(6): 2335 – 2343. doi: 10.1007/s00784-018-2334-0.

De Ry SP, Roccuzzo A, Lang NP, Heitz-Mayfield LJA, Ramseier CA, Sculean A, Salvi GE. Evaluation of the implant disease risk assessment (IDRA) tool: A retrospective study in patients with treated periodontitis and implant-supported fixed dental prostheses (FDPs). Clin Oral Implants Res. **2021**; w00: 1 – 9. doi: 10.1111/clr.13828.

de Souza Batista VE, Verri FR, Lemos CAA, Cruz RS, Oliveira HFF, Gomes JML, Pellizzer EP. Should the restoration of adjacent implants be splinted or nonsplinted? A systematic review and meta-analysis. J Prosthet Dent. **2019** Jan; 121(1): 41 – 51. doi: 10.1016/j.prosdent.2018.03.004.

de Tapia B, Mozas C, Valles C, Nart J, Sanz M, Herrera D. Adjunctive effect of modifying the implant-supported prosthesis in the treatment of peri-implant mucositis. J Clin Periodontol. **2019** Oct; 46(10): 1050 – 1060. doi: 10.1111/jcpe.13169. (**a**)

de Tapia B, Valles C, Ribeiro-Amaral T, et al. The adjunctive effect of a titanium brush in implant surface decontamination at peri-implantitis surgical regenerative interventions: A randomized controlled clinical trial. J Clin Periodontol. **2019** May; 46(5): 586 – 596. doi: 10.1111/jcpe.13095. (**b**)

de Waal YC, Raghoebar GM, Meijer HJ, Winkel EG, van Winkelhoff AJ. Prognostic indicators for surgical peri-implantitis treatment. Clin Oral Implants Res. **2016** Dec; 27(12): 1485 – 1491. doi: 10.1111/l96clr.12584.

de Waal YCM, Vangsted TE, Van Winkelhoff AJ. Systemic antibiotic therapy as an adjunct to non- surgical peri-i mplantitis treatment: A single-blind RCT. J Clin Periodontol. **2021** May;48:996 – 1006. doi: 10.1111/jcpe.13464.

Derks J, Tomasi C. Peri-implant health and disease. A systematic review of current epidemiology. J Clin Periodontol. **2015** Apr; 42 Suppl 16: S158 – S171. doi: 10.1111/jcpe.12334.

Derks J, Håkansson J, Wennström JL, Tomasi C, Larsson M, Berglundh T. Effectiveness of implant therapy analyzed in a Swedish population: early and late implant loss. J Dent Res. **2015** Mar; 94(3 Suppl): 44S – 51S. doi: 10.1177/0022034514563077.

Derks J, Schaller D, Håkansson J, Wennström JL, Tomasi C, Berglundh T. Effectiveness of Implant Therapy Analyzed in a Swedish Population: Prevalence of Peri-implantitis. J Dent Res. **2016** Jan; 95(1): 43 – 49. doi: 10.1177/0022034515608832. (**a**)

Derks J, Schaller D, Håkansson J, Wennström JL, Tomasi C, Berglundh T. Peri-implantitis—onset and pattern of progression. J Clin Periodontol. **2016** Apr; 43(4): 383 – 388. doi: 10.1111/jcpe.12535. (**b**)

Ericsson I, Berglundh T, Marinello C, Liljenberg B, Lindhe J. Long-standing plaque and gingivitis at implants and teeth in the dog. Clin Oral Implants Res. **1992** Sep; 3(3): 99 – 103. doi: 10.1034/j.1600-0501.1992.030301.x.

Ericsson I, Persson LG, Berglundh T, Marinello CP, Lindhe J, Klinge B. Different types of inflammatory reactions in peri-implant soft tissues. J Clin Periodontol. **1995** Mar; 22(3): 255 – 261. doi: 10.1111/j.1600-051x.1995.tb00143.x.

Ferreira SD, Silva GL, Cortelli JR, Costa JE, Costa FO. Prevalence and risk variables for peri-implant disease in Brazilian subjects. J Clin Periodontol. **2006** Dec; 33(12): 929 – 935. doi: 10.1111/j.1600-051X.2006.01001.x.

Flichy-Fernández AJ, Ata-Ali J, Alegre-Domingo T, et al. The effect of orally administered probiotic Lactobacillus reuteri-containing tablets in peri-implant mucositis: a double-blind randomized controlled trial. J Periodontal Res. **2015** Dec; 50(6): 775 – 785. doi: 10.1111/jre.12264.

Fontijn-Tekamp FA, Slagter AP, Van Der Bilt A, Van 'T Hof MA, Witter DJ, Kalk W, Jansen JA. Biting and chewing in overdentures, full dentures, and natural dentitions. J Dent Res. **2000** Jul; 79(7): 1519 – 1524. doi: 10.1177/00220345000790071501.

Fretwurst T, Buzanich G, Nahles S, Woelber JP, Riesemeier H, Nelson K. Metal elements in tissue with dental peri-implantitis: a pilot study. Clin Oral Implants Res. **2016** Sep; 27(9): 1178 – 1186. doi: 10.1111/clr.12718.

Froum SJ, Froum SH, Rosen PS. A regenerative approach to the successful treatment of peri-implantitis: a consecutive series of 170 implants in 100 patients with 2- to 10-year follow-up. Int J Periodontics Restorative Dent. **2015** Nov-Dec; 35(6): 8578 – 63. doi: 10.11607/prd.2571.

Fürst MM, Salvi GE, Lang NP, Persson GR. Bacterial colonization immediately after installation on oral titanium implants. Clin Oral Implants Res. **2007** Aug; 18(4): 501 – 508. doi: 10.1111/j.1600-0501.2007.01381.x.

Gallucci GO, Evans C, Tahmaseb A (ad). Digital workflows in implant dentistry (ITI Treatment Guide, Vol 11). Quintessence Publishing: Berlin; 2019.

Genco RJ. Current View of Risk Factors for Periodontal Diseases. J Periodontol. **1996** Oct; 67 Suppl 10S: 1041 – 1049. doi: 10.1902/jop.1996.67.10s.1041.

Godat MS, Gruen TD, Miller PD, Craddock RD. Use of tuberosity connective tissue for root coverage and ridge augmentation: background and technique. Compend Contin Educ Dent. **2018** Sep; 39(8): 533 – 539; quiz 540.

Göltz M, Koch M, Detsch R, Karl M, Burkovski A, Rosiwal S. Influence of In-Situ Electrochemical Oxidation on Implant Surface and Colonizing Microorganisms Evaluated by Scanning Electron Microscopy. Materials (Basel). **2019** Nov 30; 12(23): 3977. doi: 10.3390/ma12233977.

Gotfredsen K, Berglundh T, Lindhe J. Bone reactions adjacent to titanium implants subjected to static load. A study in the dog (I). Clin Oral Implants Res. **2001** Feb; 12(1): 1 – 8. doi: 10.1034/j.1600-0501.2001.012001001.x.

Gualini F, Berglundh T. Immunohistochemical characteristics of inflammatory lesions at implants. J Clin Periodontol. **2003** Jan; 30(1): 14 – 18. doi: 10.1034/j.1600-051x.2003.300103.x.

Hälg GA, Schmid J, Hämmerle CH. Bone level changes at implants supporting crowns or fixed partial dentures with or without cantilevers. Clin Oral Implants Res. **2008** Oct; 19(10): 983 – 990. doi: 10.1111/j.1600-0501.2008.01556.x.

Hallström H, Persson GR, Lindgren S, Olofsson M, Renvert S. Systemic antibiotics and debridement of peri-implant mucositis. A randomized clinical trial. J Clin Periodontol. **2012** Jun; 39(6): 574 – 581. doi: 10.1111/j.1600-051X.2012.01884.x.

Hallström H, Lindgren S, Widén C, Renvert S, Twetman S. Probiotic supplements and debridement of peri-implant mucositis: a randomized controlled trial. Acta Odontol Scand. **2016**; 74(1): 60 – 66. doi: 10.3109/00016357.2015.1040065.

Hallström H, Lindgren S, Twetman S. Effect of a chlorhexidine-containing brush-on gel on peri-implant mucositis. Int J Dent Hyg. **2017** May; 15(2): 149 – 153. doi: 10.1111/idh.12184.

Heitz-Mayfield LJA. Etiology and risk factors: Biological complications. In: Brägger U, Heitz-Mayfield LJA (ed). Biological and hardware complications (ITI Treatment Guide, Vol 8). Quintessence Publishing: Berlin; **2015**: 17 – 26.

Heitz-Mayfield LJA, Lang NP. Comparative biology of chronic and aggressive periodontitis vs. peri-implantitis. Periodontol 2000. **2010** Jun; 53: 167 – 181. doi: 10.1111/j.1600-0757.2010.00348.x.

Heitz-Mayfield LJA, Mombelli A. The therapy of peri-implantitis: a systematic review. Int J Oral Maxillofac Implants. **2014**; 29 Suppl: 325 – 345. doi: 10.11607/jomi.2014suppl.g5.3.

Heitz-Mayfield LJA, Salvi GE. Peri-implant mucositis. J Clin Periodontol. **2018** Jun; 45 Suppl 20: S237 – S245. doi: 10.1111/jcpe.12953.

Heitz-Mayfield LJA, Schmid B, Weigel C, et al. Does excessive occlusal load affect osseointegration? An experimental study in the dog. Clin Oral Implants Res. **2004** Jun; 15(3): 259 – 268. doi: 10.1111/j.1600-0501.2004.01019.x.

Heitz-Mayfield LJA, Salvi GE, Botticelli D, Mombelli A, Faddy M, Lang NP; Implant Complication Research Group. Anti-infective treatment of peri-implant mucositis: a randomised controlled clinical trial. Clin Oral Implants Res. **2011** Mar; 22(3): 237 – 241. doi: 10.1111/j.1600-0501.2010.02078.x.

Heitz-Mayfield LJA, Salvi GE, Mombelli A, Faddy M, Lang NP. Anti-infective surgical therapy of peri-implantitis. A 12-month prospective clinical study. Clin Oral Implants Res. **2012** Feb; 23(2): 205 – 210. doi: 10.1111/j.1600-0501.2011.02276.x.

Heitz-Mayfield LJA, Needleman I, Salvi GE, Pjetursson BE. Consensus statements and clinical recommendations for prevention and management of biologic and technical implant complications. Int J Oral Maxillofac Implants. **2014**; 29 Suppl: 346 – 350. doi: 10.11607/jomi.2013.g5.

Heitz-Mayfield LJA, Aaboe M, Araújo M, et al. Group 4 ITI Consensus Report: Risks and biologic complications associated with implant dentistry. Clin Oral Implants Res. **2018** Oct; 29 Suppl 16: 351 – 358. doi: 10.1111/clr.13307.

Heitz-Mayfield LJA, Salvi GE, Mombelli A, Loup PJ, Heitz F, Kruger E, Lang NP. Supportive peri-implant therapy following anti-infective surgical peri-implantitis treatment: 5-year survival and success. Clin Oral Implants Res. **2018** Jan; 29(1): 1 – 6. doi: 10.1111/clr.12910.

Heitz-Mayfield LJA, Heitz F, Lang NP. Implant Disease Risk Assessment IDRA—a tool for preventing peri-implant disease. Clin Oral Implants Res. **2020** Apr; 31(4): 397 – 403. doi: 10.1111/clr.13585.

Heuer W, Kettenring A, Stumpp SN, et al. Metagenomic analysis of the peri-implant and periodontal microflora in patients with clinical signs of gingivitis or mucositis. Clin Oral Investig. **2012** Jun; 16(3): 843 – 850. doi: 10.1007/s00784-011-0561-8.

Holländer J, Lorenz J, Stübinger S, Hölscher W, Heidemann D, Ghanaati S, Sader R. Zirconia dental implants: investigation of clinical parameters, patient satisfaction, and microbial contamination. Int J Oral Maxillofac Implants. **2016** Jul-Aug; 31(4): 855 – 864. doi: 10.11607/jomi.4511.

Howe MS. Implant maintenance treatment and peri-implant health. Evid Based Dent. **2017** Mar; 18(1): 8 – 10. doi: 10.1038/sj.ebd.6401216.

Iorio-Siciliano V, Blasi A, Stratul SI, Ramaglia L, Sculean A, Salvi GE, Rusu D. Anti-infective therapy of peri-implant mucositis with adjunctive delivery of a sodium hypochlorite gel: a 6-month randomized triple-blind controlled clinical trial. Clin Oral Investig. **2020** Jun; 24(6): 1971 – 1979. doi: 10.1007/s00784-019-03060-2.

Isehed C, Holmlund A, Renvert S, Svenson B, Johansson I, Lundberg P. Effectiveness of enamel matrix derivative on the clinical and microbiological outcomes following surgical regenerative treatment of peri-implantitis. A randomized controlled trial. J Clin Periodontol. **2016** Oct; 43(10): 863 – 873. doi: 10.1111/jcpe.12583.

Isehed C, Svenson B, Lundberg P, Holmlund A. Surgical treatment of peri-implantitis using enamel matrix derivative, an RCT: 3- and 5-year follow-up. J Clin Periodontol. **2018** Jun; 45(6): 744 – 753. doi: 10.1111/jcpe.12894.

Jepsen S, Berglundh T, Genco R, et al. Primary prevention of peri-implantitis: managing peri-implant mucositis. J Clin Periodontol. **2015** Apr; 42 Suppl 16: S152–S157. doi: 10.1111/jcpe.12369.

Jepsen K, Jepsen S, Laine ML, et al. reconstruction of peri-implant osseous defects: a multicenter randomized trial. J Dent Res. **2016** Jan; 95(1): 58–66. doi: 10.1177/0022034515610056.

Jepsen S, Caton JG, Albandar JM, et al. Periodontal manifestations of systemic diseases and developmental and acquired conditions: Consensus report of workgroup 3 of the 2017 World Workshop on the Classification of Periodontal and Peri-Implant Diseases and Conditions. J Clin Periodontol. **2018** Jun; 45 Suppl 20: S219-S229. doi: 10.1111/jcpe.12951.

Jepsen S, Schwarz F, Cordaro L, et al. Regeneration of alveolar ridge defects. Consensus report of group 4 of the 15th European Workshop on Periodontology on Bone Regeneration. J Clin Periodontol. **2019** Jun; 46 Suppl 21: 277–286. doi: 10.1111/jcpe.13121.

John G, Becker J, Schwarz F. Effectivity of air-abrasive powder based on glycine and tricalcium phosphate in removal of initial biofilm on titanium and zirconium oxide surfaces in an ex vivo model. Clin Oral Investig. **2016** May; 20(4): 711–719. doi: 10.1007/s00784-015-1571-8.

John G, Becker J, Schmucker A, Schwarz F. Non-surgical treatment of peri-implant mucositis and peri-implantitis at two-piece zirconium implants: A clinical follow-up observation after up to 3 years. J Clin Periodontol. **2017** Jul; 44(7): 756–761. doi: 10.1111/jcpe.12738.

Karbach J, Callaway A, Kwon YD, d'Hoedt B, Al-Nawas B. Comparison of five parameters as risk factors for peri-mucositis. Int J Oral Maxillofac Implants. **2009** May-Jun; 24(3): 491–496.

Karlsson K, Derks J, Håkansson J, Wennström JL, Petzold M, Berglundh T. Interventions for peri-implantitis and their effects on further bone loss: A retrospective analysis of a registry-based cohort. J Clin Periodontol. **2019** Aug; 46(8): 872–879. doi: 10.1111/jcpe.13129.

Kashefimehr A, Pourabbas R, Faramarzi M, et al. Effects of enamel matrix derivative on non-surgical management of peri-implant mucositis: a double-blind randomized clinical trial. Clin Oral Investig. **2017** Sep; 21(7): 2379–2388. doi: 10.1007/s00784-016-2033-7.

Katafuchi M, Weinstein BF, Leroux BG, Chen YW, Daubert DM. Restoration contour is a risk indicator for peri-implantitis: A cross-sectional radiographic analysis. J Clin Periodontol. **2018** Feb; 45(2): 225–232. doi: 10.1111/jcpe.12829.

Keim D, Nickles K, Dannewitz B, Ratka C, Eickholz P, Petsos H. In vitro efficacy of three different implant surface decontamination methods in three different defect configurations. Clin Oral Implants Res. **2019** Jun; 30(6): 550–558. doi: 10.1111/clr.13441.

Khoury F, Buchmann R. Surgical therapy of peri-implant disease: a 3-year follow-up study of cases treated with 3 different techniques of bone regeneration. J Periodontol. **2001** Nov; 72(11): 1498–1508. doi: 10.1902/jop.2001.72.11.1498.

Koldsland OC, Scheie AA, Aass AM. Prevalence of peri-implantitis related to severity of the disease with different degrees of bone loss. J Periodontol. **2010** Feb; 81(2): 231–238. doi: 10.1902/jop.2009.090269.

Kolonidis SG, Renvert S, Hämmerle CH, Lang NP, Harris D, Claffey N. Osseointegration on implant surfaces previously contaminated with plaque. An experimental study in the dog. Clin Oral Implants Res. **2003** Aug; 14(4): 373–380. doi: 10.1034/j.1600-0501.2003.01871.x.

Konstantinidis IK, Kotsakis GA, Gerdes S, Walter MH. Cross-sectional study on the prevalence and risk indicators of peri-implant diseases. Eur J Oral Implantol. **2015** Spring; 8(1): 75–88.

Kordbacheh Changi K, Finkelstein J, Papapanou PN. Peri-implantitis prevalence, incidence rate, and risk factors: A study of electronic health records at a U.S. dental school. Clin Oral Implants Res. **2019** Apr; 30(4): 306–314. doi: 10.1111/clr.13416.

Kotsakis GA, Konstantinidis I, Karoussis IK, Ma X, Chu H. Systematic review and meta-analysis of the effect of various laser wavelengths in the treatment of peri-implantitis. J Periodontol. **2014** Sep; 85(9): 1203–1213. doi: 10.1902/jop.2014.130610.

Koyanagi T, Sakamoto M, Takeuchi Y, Ohkuma M, Izumi Y. Analysis of microbiota associated with peri-implantitis using 16S rRNA gene clone library. J Oral Microbiol. **2010** May 24; 2. doi: 10.3402/jom.v2i0.5104.

Kozlovsky A, Tal H, Laufer BZ, et al. Impact of implant overloading on the peri-implant bone in inflamed and non-inflamed peri-implant mucosa. Clin Oral Implants Res. **2007** Oct; 18(5): 601 – 610. doi: 10.1111/j.1600-0501.2007.01374.x.

Kreissl ME, Gerds T, Muche R, Heydecke G, Strub JR. Technical complications of implant-supported fixed partial dentures in partially edentulous cases after an average observation period of 5 years. Clin Oral Implants Res. **2007** Dec; 18(6): 720 – 726. doi: 10.1111/j.1600-0501.2007.01414.x.

Kröger A, Hülsmann C, Fickl S, et al. The severity of human peri-implantitis lesions correlates with the level of submucosal microbial dysbiosis. J Clin Periodontol. **2018** Dec; 45(12): 1498 – 1509. doi: 10.1111/jcpe.13023.

Kronfeld R. Histologic study of the influence of function on the human periodontal membrane. JADA. **1931**; 18(7): 1242 – 1274.

Kumar PS, Mason MR, Brooker MR, O'Brien K. Pyrosequencing reveals unique microbial signatures associated with healthy and failing dental implants. J Clin Periodontol. **2012** May; 39(5): 425 – 433. doi: 10.1111/j.1600-051X.2012.01856.x.

Lang NP, Tonetti MS. Periodontal risk assessment (PRA) for patients in supportive periodontal therapy (SPT). Oral Health Prev Dent. **2003**; 1(1): 7 – 16

Lang NP, Brägger U, Walther D, Beamer B, Kornman KS. Ligature-induced peri-implant infection in cynomolgus monkeys. I. Clinical and radiographic findings. Clin Oral Implants Res. **1993** Mar; 4(1): 2 – 11. doi: 10.1034/j.1600-0501.1993.040101.x. Erratum in: Clin Oral Implants Res 1993 Jun; 4(2): 111.

Lang NP, Mombelli A, Tonetti MS, Brägger U, Hämmerle CH. Clinical trials on therapies for peri-implant infections. Ann Periodontol. **1997** Mar; 2(1): 343 – 356. doi: 10.1902/annals.1997.2.1.343.

Lang NP, Bosshardt DD, Lulic M. Do mucositis lesions around implants differ from gingivitis lesions around teeth? J Clin Periodontol. **2011** Mar; 38 Suppl 11: 182 – 187. doi: 10.1111/j.1600-051X.2010.01667.x.

Lang NP, Suvan JE, Tonetti MS. Risk factor assessment tools for the prevention of periodontitis progression a systematic review. J Clin Periodontol. **2015** Apr; 42 Suppl 16: S59 – S70. doi: 10.1111/jcpe.12350.

Lang NP, Salvi GE, Sculean A. Nonsurgical therapy for teeth and implants—when and why? Periodontol 2000. **2019** Feb; 79(1): 15 – 21. doi: 10.1111/prd.12240.

Larsson L, Decker AM, Nibali L, Pilipchuk SP, Berglundh T, Giannobile WV. Regenerative medicine for periodontal and peri-implant diseases. J Dent Res. **2016** Mar; 95(3): 255 – 266. doi: 10.1177/0022034515618887.

Lasserre JF, Brecx MC, Toma S. Implantoplasty versus glycine air abrasion for the surgical treatment of peri-implantitis: a randomized clinical trial. Int J Oral Maxillofac Implants. **2020** Jan/Feb; 35(35): 197 – 206. doi: 10.11607/jomi.6677.

Leonhardt A, Renvert S, Dahlén G. Microbial findings at failing implants. Clin Oral Implants Res. **1999** Oct; 10(5): 339 – 345. doi: 10.1034/j.1600-0501.1999.100501.x.

Lima LA, Bosshardt DD, Chambrone L, Araújo MG, Lang NP. Excessive occlusal load on chemically modified and moderately rough titanium implants restored with cantilever reconstructions. An experimental study in dogs. Clin Oral Implants Res. **2019** Nov; 30(11): 1142 – 1154. doi: 10.1111/clr.13539.

Lin GH, Chan HL, Wang HL. The significance of keratinized mucosa on implant health: a systematic review. J Periodontol. **2013** Dec; 84(12): 1755 – 1767. doi: 10.1902/jop.2013.120688.

Lin GH, Suárez López Del Amo F, Wang HL. Laser therapy for treatment of peri-implant mucositis and peri-implantitis: An American Academy of Periodontology best evidence review. J Periodontol. **2018** Jul; 89(7): 766 – 782. doi: 10.1902/jop.2017.160483.

Lin CY, Chen Z, Pan WL, Wang HL. The effect of supportive care in preventing peri-implant diseases and implant loss: A systematic review and meta-analysis. Clin Oral Implants Res. **2019** Aug; 30(8): 714 – 724. doi: 10.1111/clr.13496.

Lindhe J, Berglundh T, Ericsson I, Liljenberg B, Marinello C. Experimental breakdown of peri-implant and periodontal tissues. A study in the beagle dog. Clin Oral Implants Res. **1992** Mar; 3(1): 9 – 16. doi: 10.1034/j.1600-0501.1992.030102.x.

Linkevicius T, Vindasiute E, Puisys A, Linkeviciene L, Maslova N, Puriene A. The influence of the cementation margin position on the amount of undetected cement. A prospective clinical study. Clin Oral Implants Res. **2013** Jan; 24(1): 71 – 7. doi: 10.1111/j.1600-0501.2012.02453.x.

Lobbezoo F, Brouwers JE, Cune MS, Naeije M. Dental implants in patients with bruxing habits. J Oral Rehabil. **2006** Feb; 33(2): 152 – 159. doi: 10.1111/j.1365 – 2842.2006.01542.x.

Lorenz J, Giulini N, Hölscher W, Schwiertz A, Schwarz F, Sader R. Prospective controlled clinical study investigating long-term clinical parameters, patient satisfaction, and microbial contamination of zirconia implants. Clin Implant Dent Relat Res. **2019** Apr; 21(2): 263 – 271. doi: 10.1111/cid.12720.

Louropoulou A, Slot DE, Van der Weijden FA. Titanium surface alterations following the use of different mechanical instruments: a systematic review. Clin Oral Implants Res. **2012** Jun; 23(6): 643 – 658. doi: 10.1111/j.1600-0501.2011.02208.x.

Matarasso S, Iorio Siciliano V, Aglietta M, Andreuccetti G, Salvi GE. Clinical and radiographic outcomes of a combined resective and regenerative approach in the treatment of peri-implantitis: a prospective case series. Clin Oral Implants Res. **2014** Jul; 25(7): 761 – 767. doi: 10.1111/clr.12183.

Meijer HJA, Boven C, Delli K, Raghoebar GM. Is there an effect of crown-to-implant ratio on implant treatment outcomes? A systematic review. Clin Oral Implants Res. **2018** Oct; 29 Suppl 18(Suppl Suppl 18): 243 – 252. doi: 10.1111/clr.13338.

Menezes KM, Fernandes-Costa AN, Silva-Neto RD, Calderon PS, Gurgel BC. Efficacy of 0.12% chlorhexidine gluconate for non-surgical treatment of peri-implant mucositis. J Periodontol. **2016** Nov; 87(11): 1305 – 1313. doi: 10.1902/jop.2016.160144.

Mensi M, Cochis A, Sordillo A, Uberti F, Rimondini L. Biofilm removal and bacterial re-colonization inhibition of a novel erythritol/chlorhexidine air-polishing powder on titanium disks. Materials (Basel). **2018** Aug 23; 11(9): 1510. doi: 10.3390/ma11091510.

Mercado F, Hamlet S, Ivanovski S. Regenerative surgical therapy for peri-implantitis using deproteinized bovine bone mineral with 10% collagen, enamel matrix derivative and Doxycycline-A prospective 3-year cohort study. Clin Oral Implants Res. **2018** Jun; 29(6): 583 – 591. doi: 10.1111/clr.13256.

Meyer S, Giannopoulou C, Courvoisier D, Schimmel M, Müller F, Mombelli A. Experimental mucositis and experimental gingivitis in persons aged 70 or over. Clinical and biological responses. Clin Oral Implants Res. **2017** Aug; 28(8): 1005 – 1012. doi: 10.1111/clr.12912.

Miyata T, Kobayashi Y, Araki H, Ohto T, Shin K. The influence of controlled occlusal overload on peri-implant tissue. Part 3: A histologic study in monkeys. Int J Oral Maxillofac Implants. **2000** May – Jun; 15(3): 425 – 431.

Mombelli A, Décaillet F. The characteristics of biofilms in peri-implant disease. J Clin Periodontol. **2011** Mar; 38 Suppl 11: 203 – 213. doi: 10.1111/j.1600-051X.2010.01666.x.

Mombelli A, Lang NP. Antimicrobial treatment of peri-implant infections. Clin Oral Implants Res. **1992** Dec; 3(4): 162 – 168. doi: 10.1034/j.1600-0501.1992.030402.x.

Mombelli A, van Oosten MA, Schurch E Jr, Land NP. The microbiota associated with successful or failing osseointegrated titanium implants. Oral Microbiol Immunol. **1987** Dec; 2(4): 145 – 151. doi: 10.1111/j.1399-302x.1987.tb00298.x.

Mombelli A, Marxer M, Gaberthüel T, Grunder U, Lang NP. The microbiota of osseointegrated implants in patients with a history of periodontal disease. J Clin Periodontol. **1995** Feb; 22(2): 124 – 130. doi: 10.1111/j.1600-051x.1995.tb00123.x.

Mombelli A, Müller N, Cionca N. The epidemiology of peri-implantitis. Clin Oral Implants Res. **2012** Oct; 23 Suppl 6: 67 – 76. doi: 10.1111/j.1600-0501.2012.02541.x.

Mombelli A, Hashim D, Cionca N. What is the impact of titanium particles and biocorrosion on implant survival and complications? A critical review. Clin Oral Implants Res. **2018** Oct; 29 Suppl 18: 37 – 53. doi: 10.1111/clr.13305.

Monje A, Aranda L, Diaz KT, Alarcón MA, Bagramian RA, Wang HL, Catena A. Impact of maintenance therapy for the prevention of peri-implant diseases: a systematic review and meta-analysis. J Dent Res. **2016** Apr; 95(4): 372 – 379. doi: 10.1177/0022034515622432.

Monje A, Wang HL, Nart J. Association of Preventive Maintenance Therapy Compliance and Peri-Implant Diseases: A Cross-Sectional Study. J Periodontol. **2017** Oct; 88(10): 1030 – 1041. doi: 10.1902/jop.2017.170135.

Monje A, Blasi G, Nart J, Urban IA, Nevins M, Wang HL. Soft tissue conditioning for the surgical therapy of peri-implantitis: a prospective 12-month study. Int J Periodontics Restorative Dent. **2020** Nov/Dec; 40(6): 899 – 906. doi: 10.11607/prd.4554.

Morton D, Gallucci G, Lin WS, et al. Group 2 ITI Consensus Report: Prosthodontics and implant dentistry. Clin Oral Implants Res. **2018** Oct; 29 Suppl 16: 215 – 223. doi: 10.1111/clr.13298.

Nart J, Pons R, Valles C, Esmatges A, Sanz-Martín I, Monje A. Non-surgical therapeutic outcomes of peri-implantitis: 12-month results. Clin Oral Investig. **2020** Feb; 24(2): 675 – 682. doi: 10.1007/s00784-019-02943-8.

Park SY, Kim KH, Shin SY, et al. Decontamination methods using a dental water jet and dental floss for microthreaded implant fixtures in regenerative periimplantitis treatment. Implant Dent. **2015** Jun; 24(3): 307 – 316. doi: 10.1097/ID.0000000000000208.

Peña M, Barallat L, Vilarrasa J, Vicario M, Violant D, Nart J. Evaluation of the effect of probiotics in the treatment of peri-implant mucositis: a triple-blind randomized clinical trial. Clin Oral Investig. **2019** Apr; 23(4): 1673 – 1683. doi: 10.1007/s00784-018-2578-8.

Persson GR, Renvert S. Cluster of bacteria associated with peri-implantitis. Clin Implant Dent Relat Res. **2014** Dec; 16(6): 783 – 793. doi: 10.1111/cid.12052.

Persson LG, Berglundh T, Lindhe J, Sennerby L. Re-osseointegration after treatment of peri-implantitis at different implant surfaces. An experimental study in the dog. Clin Oral Implants Res. **2001** Dec; 12(6): 595 – 603. doi: 10.1034/j.1600-0501.2001.120607.x.

Persson LG, Ericsson I, Berglundh T, Lindhe J. Osseintegration following treatment of peri-implantitis and replacement of implant components. An experimental study in the dog. J Clin Periodontol. **2001** Mar; 28(3): 258 – 263. doi: 10.1034/j.1600-051x.2001.028003258.x.

Piattelli A, Scarano A, Favero L, Iezzi G, Petrone G, Favero GA. Clinical and histologic aspects of dental implants removed due to mobility. J Periodontol. **2003** Mar; 74(3): 385 – 390. doi: 10.1902/jop.2003.74.3.385.

Pjetursson BE, Helbling C, Weber HP, et al. Peri-implantitis susceptibility as it relates to periodontal therapy and supportive care. Clin Oral Implants Res. **2012** Jul; 23(7): 888 – 894. doi: 10.1111/j.1600-0501.2012.02474.x.

Pjetursson BE, Valente NA, Strasding M, Zwahlen M, Liu S, Sailer I. A systematic review of the survival and complication rates of zirconia-ceramic and metal-ceramic single crowns. Clin Oral Implants Res. **2018** Oct; 29 Suppl 16: 199 – 214. doi: 10.1111/clr.13306.

Pontoriero R, Tonelli MP, Carnevale G, Mombelli A, Nyman SR, Lang NP. Experimentally induced peri-implant mucositis. A clinical study in humans. Clin Oral Implants Res. **1994** Dec; 5(4): 254 – 259. doi: 10.1034/j.1600-0501.1994.050409.x.

Proussaefs P, Lozada J. Use of titanium mesh for staged localized alveolar ridge augmentation: clinical and histologic-histomorphometric evaluation. J Oral Implantol. **2006**; 32(5): 237 – 247. doi: 10.1563/1548 – 1336(2006)32[237:UOTMFS]2.0.CO.

Pulcini A, Bollaín J, Sanz-Sánchez I, et al. Clinical effects of the adjunctive use of a 0.03% chlorhexidine and 0.05% cetylpyridinium chloride mouth rinse in the management of peri-implant diseases: A randomized clinical trial. J Clin Periodontol. **2019** Mar; 46(3): 342 – 353. doi: 10.1111/jcpe.13088.

Quirynen M, Van Assche N. Microbial changes after full-mouth tooth extraction, followed by 2-stage implant placement. J Clin Periodontol. **2011** Jun; 38(6): 581 – 589. doi: 10.1111/j.1600-051X.2011.01728.x.

Quirynen M, Vogels R, Peeters W, van Steenberghe D, Naert I, Haffajee A. Dynamics of initial subgingival colonization of 'pristine' peri-implant pockets. Clin Oral Implants Res. **2006** Feb; 17(1): 25 – 37. doi: 10.1111/j.1600-0501.2005.01194.x.

Raffaini FC, Freitas AR, Silva TSO, et al. Genome analysis and clinical implications of the bacterial communities in early biofilm formation on dental implants restored with titanium or zirconia abutments. Biofouling. **2018** Feb; 34(2): 173–182. doi: 1 0.1080/08927014.2017.1417396,

Ramanauskaite A, Tervonen T. The efficacy of supportive peri-implant therapies in preventing peri-implantitis and implant loss: a systematic review of the literature. J Oral Maxillofac Res. **2016** Sep 9; 7(3): e12. doi: 10.5037/jomr.2016.7312.

Ramel CF, Lüssi A, Özcan M, Jung RE, Hämmerle CH, Thoma DS. Surface roughness of dental implants and treatment time using six different implantoplasty procedures. Clin Oral Implants Res. **2016** Jul; 27(7): 776–781. doi: 10.1111/clr.12682.

Rasperini G, Acunzo R, Barnett A, Pagni G. The soft tissue wall technique for the regenerative treatment of non-contained infrabony defects: a case series. Int J Periodontics Restorative Dent. **2013** May–Jun; 33(3): e79–e87. doi: 10.11607/prd.1628.

Renvert S, Polyzois I. Risk indicators for peri-implant mucositis: a systematic literature review. J Clin Periodontol. **2015** Apr; 42 Suppl 16: S172–186. doi: 10.1111/jcpe.12346.

Renvert S, Roos-Jansåker AM, Claffey N. Non-surgical treatment of peri-implant mucositis and peri-implantitis: a literature review. J Clin Periodontol. **2008** Sep; 35(8 Suppl): 305–315. doi: 10.1111/j.1600-051X.2008.01276.x.

Renvert S, Polyzois I, Maguire R. Re-osseointegration on previously contaminated surfaces: a systematic review. Clin Oral Implants Res. **2009** Sep; 20 Suppl 4: 216–227. doi: 10.1111/j.1600-0501.2009.01786.x.

Renvert S, Lindahl C, Roos Jansåker AM, Persson GR. Treatment of peri-implantitis using an Er: YAG laser or an air-abrasive device: a randomized clinical trial. J Clin Periodontol. **2011** Jan; 38(1): 65–73. doi: 10.1111/j.1600-051X.2010.01646.x.

Renvert S, Aghazadeh A, Hallström H, Persson GR. Factors related to peri-implantitis - a retrospective study. Clin Oral Implants Res. **2014** Apr; 25(4): 522–529. doi: 10.1111/clr.12208.

Renvert S, Lindahl C, Persson GR. Occurrence of cases with peri-implant mucositis or peri-implantitis in a 21-26 years follow-up study. J Clin Periodontol. **2018** Feb; 45(2): 233–240. doi: 10.1111/jcpe.12822.

Renvert S, Roos-Jansåker AM, Persson GR. Surgical treatment of peri-implantitis lesions with or without the use of a bone substitute-a randomized clinical trial. J Clin Periodontol. **2018** Oct; 45(10): 1266–1274. doi: 10.1111/jcpe.12986.

Renvert S, Hirooka H, Polyzois I, Kelekis-Cholakis A, Wang HL; Working Group 3. Diagnosis and non-surgical treatment of peri-implant diseases and maintenance care of patients with dental implants—Consensus report of working group 3. Int Dent J. **2019** Sep; 69 Suppl 2: 12–17. doi: 10.1111/idj.12490.

Riben-Grundstrom C, Norderyd O, André U, Renvert S. Treatment of peri-implant mucositis using a glycine powder air-polishing or ultrasonic device: a randomized clinical trial. J Clin Periodontol. **2015** May; 42(5): 462–469. doi: 10.1111/jcpe.12395.

Rimondini L, Cerroni L, Carrassi A, Torricelli P. Bacterial colonization of zirconia ceramic surfaces: an in vitro and in vivo study. Int J Oral Maxillofac Implants. **2002** Nov-Dec; 17(6): 793–798.

Rinke S, Ohl S, Ziebolz D, Lange K, Eickholz P. Prevalence of periimplant disease in partially edentulous patients: a practice-based cross-sectional study. Clin Oral Implants Res. **2011** Aug; 22(8): 826–833. doi: 10.1111/j.1600-0501.2010.02061.x.

Roccuzzo M, Ramieri G, Spada MC, Bianchi SD, Berrone S. Vertical alveolar ridge augmentation by means of a titanium mesh and autogenous bone grafts. Clin Oral Implants Res. **2004** Feb; 15(1): 73–81. doi: 10.1111/j.1600-0501.2004.00998.x.

Roccuzzo M, Ramieri G, Bunino M, Berrone S. Autogenous bone graft alone or associated with titanium mesh for vertical alveolar ridge augmentation: a controlled clinical trial. Clin Oral Implants Res. **2007** Jun; 18(3): 286–294. doi: 10.1111/j.1600-0501.2006.01301.x.

Roccuzzo M, Bonino F, Bonino L, Dalmasso P. Surgical therapy of peri-implantitis lesions by means of a bovine-derived xenograft: comparative results of a prospective study on two different implant surfaces. J Clin Periodontol. **2011** Aug; 38(8): 738–745. doi: 10.1111/j.1600-051X.2011.01742.x.

Roccuzzo M, Bonino F, Bonino L, Dalmasso P. Surgical therapy of peri-implantitis lesions by means of a bovine-derived xenograft: comparative results of a prospective study on two different implant surfaces. J Clin Periodontol. **2011** Aug; 38(8): 738 – 745. doi: 10.1111/j.1600-051X.2011.01742.xˆ

Roccuzzo M, Bonino L, Dalmasso P, Aglietta M. Long-term results of a three arms prospective cohort study on implants in periodontally compromised patients: 10-year data around sandblasted and acid-etched (SLA) surface. Clin Oral Implants Res. **2014** Oct; 25(10): 1105 – 1112. doi: 10.1111/clr.12227.

Roccuzzo M, Gaudioso L, Lungo M, Dalmasso P. Surgical therapy of single peri-implantitis intrabony defects, by means of deproteinized bovine bone mineral with 10% collagen. J Clin Periodontol. **2016** Mar; 43(3): 311 – 318. doi: 10.1111/jcpe.12516.

Roccuzzo M, Grasso G, Dalmasso P. Keratinized mucosa around implants in partially edentulous posterior mandible: 10-year results of a prospective comparative study. Clin Oral Implants Res. **2016** Apr; 27(4): 491 – 496. doi: 10.1111/clr.12563.

Roccuzzo M, Pittoni D, Roccuzzo A, Charrier L, Dalmasso P. Surgical treatment of peri-implantitis intrabony lesions by means of deproteinized bovine bone mineral with 10% collagen: 7-year-results. Clin Oral Implants Res. **2017** Dec; 28(12): 1577 – 1583. doi: 10.1111/clr.13028.

Roccuzzo M, Layton DM, Roccuzzo A, Heitz-Mayfield LJA. Clinical outcomes of peri-implantitis treatment and supportive care: A systematic review. Clin Oral Implants Res. **2018** Oct; 29 Suppl 16: 331 – 350. doi: 10.1111/clr.13287.

Rodriguez AE, Monzavi M, Yokoyama CL, Nowzari H. Zirconia dental implants: A clinical and radiographic evaluation. J Esthet Restor Dent. **2018** Nov; 30(6): 538 – 544. doi: 10.1111/jerd.12414.

Roehling S, Woelfler H, Hicklin S, Kniha H, Gahlert M. A retrospective clinical study with regard to survival and success rates of zirconia implants up to and after 7 years of loading. Clin Implant Dent Relat Res. **2016** Jun; 18(3): 545 – 558. doi: 10.1111/cid.12323.

Roehling S, Astasov-Frauenhoffer M, Hauser-Gerspach I, et al. In vitro biofilm formation on titanium and zirconia implant surfaces. J Periodontol. **2017** Mar; 88(3): 298 – 307. doi: 10.1902/jop.2016.160245.

Rojo E, Stroppa G, Sanz-Martín I, Gonzalez-Martín O, Alemany AS, Nart J. Soft tissue volume gain around dental implants using autogenous subepithelial connective tissue grafts harvested from the lateral palate or tuberosity area. A randomized controlled clinical study. J Clin Periodontol. **2018** Apr; 45(4): 495 – 503. doi: 10.1111/jcpe.12869.

Rojo E, Stroppa G, Sanz-Martín I, Gonzalez-Martín O, Nart J. Soft tissue stability around dental implants after soft tissue grafting from the lateral palate or the tuberosity area - A randomized controlled clinical study. J Clin Periodontol. **2020** Jul; 47(7): 892 – 899. doi: 10.1111/jcpe.13292.

Rokn A, Aslroosta H, Akbari S, Najafi H, Zayeri F, Hashemi K. Prevalence of peri-implantitis in patients not participating in well-designed supportive periodontal treatments: a cross-sectional study. Clin Oral Implants Res. **2017** Mar; 28(3): 314 – 319. doi: 10.1111/clr.12800.

Romeo E, Ghisolfi M, Murgolo N, Chiapasco M, Lops D, Vogel G. Therapy of peri-implantitis with resective surgery. A 3-year clinical trial on rough screw-shaped oral implants. Part I: clinical outcome. Clin Oral Implants Res. **2005** Feb; 16(1): 9 – 18. doi: 10.1111/j.1600-0501.2004.01084.x.

Romeo E, Lops D, Chiapasco M, Ghisolfi M, Vogel G. Therapy of peri-implantitis with resective surgery. A 3-year clinical trial on rough screw-shaped oral implants. Part II: radiographic outcome. Clin Oral Implants Res. **2007** Apr; 18(2): 179 – 187. doi: 10.1111/j.1600-0501.2006.01318.x.

Romeo E, Tomasi C, Finini I, Casentini P, Lops D. Implant-supported fixed cantilever prosthesis in partially edentulous jaws: a cohort prospective study. Clin Oral Implants Res. **2009** Nov; 20(11): 1278 – 1285. doi: 10.1111/j.1600-0501.2009.01766.x.

Rompen E, Domken O, Degidi M, Pontes AE, Piattelli A. The effect of material characteristics, of surface topography and of implant components and connections on soft tissue integration: a literature review. Clin Oral Implants Res. **2006** Oct; 17 Suppl 2: 55 – 67. doi: 10.1111/j.1600-0501.2006.01367.x.

Roos-Jansåker AM, Lindahl C, Renvert H, Renvert S. Nine- to fourteen-year follow-up of implant treatment. Part II: presence of peri-implant lesions. J Clin Periodontol. **2006** Apr; 33(4): 290 – 295. doi: 10.1111/j.1600-051X.2006.00906.x. (**a**)

Roos-Jansåker AM, Renvert H, Lindahl C, Renvert S. Nine- to fourteen-year follow-up of implant treatment. Part III: factors associated with peri-implant lesions. J Clin Periodontol. **2006** Apr; 33(4): 296 – 301. doi: 10.1111/j.1600-051X.2006.00908.x. (**b**)

Roos-Jansåker AM, Renvert H, Lindahl C, Renvert S. Surgical treatment of peri-implantitis using a bone substitute with or without a resorbable membrane: a prospective cohort study. J Clin Periodontol. **2007** Jul; 34(7): 625 – 632. doi: 10.1111/j.1600-051X.2007.01102.x.

Roos-Jansåker AM, Lindahl C, Persson GR, Renvert S. Long-term stability of surgical bone regenerative procedures of peri-implantitis lesions in a prospective case-control study over 3 years. J Clin Periodontol. **2011** Jun; 38(6): 590 – 597. doi: 10.1111/j.1600-051X.2011.01729.x.

Roos-Jansåker AM, Persson GR, Lindahl C, Renvert S. Surgical treatment of peri-implantitis using a bone substitute with or without a resorbable membrane: a 5-year follow-up. J Clin Periodontol. **2014** Nov; 41(11): 1108 – 1114. doi: 10.1111/jcpe.12308.

Sagheb K, Schiegnitz E, Moergel M, Walter C, Al-Nawas B, Wagner W. Clinical outcome of alveolar ridge augmentation with individualized CAD-CAM-produced titanium mesh. Int J Implant Dent. **2017** Dec; 3(1): 36. doi: 10.1186/s40729-017-0097-z.

Sailer I, Strasding M, Valente NA, Zwahlen M, Liu S, Pjetursson BE. A systematic review of the survival and complication rates of zirconia-ceramic and metal-ceramic multiple-unit fixed dental prostheses. Clin Oral Implants Res. **2018** Oct; 29 Suppl 16: 184 – 198. doi: 10.1111/clr.13277.

Salvi GE, Brägger U. Mechanical and technical risks in implant therapy. Int J Oral Maxillofac Implants. **2009**; 24 Suppl: 69 – 85.

Salvi GE, Lang NP. Diagnostic parameters for monitoring peri-implant conditions. Int J Oral Maxillofac Implants. **2004**; 19 Suppl: 116 – 127.

Salvi GE, Ramseier CA. Efficacy of patient-administered mechanical and/or chemical plaque control protocols in the management of peri-implant mucositis. A systematic review. J Clin Periodontol. **2015** Apr; 42 Suppl 16: S187 – S201. doi: 10.1111/jcpe.12321.

Salvi GE, Zitzmann NU. The effects of anti-infective preventive measures on the occurrence of biologic implant complications and implant loss: a systematic review. Int J Oral Maxillofac Implants. **2014**; 29 Suppl: 292 – 307. doi: 10.11607/jomi.2014suppl.g5.1.

Salvi GE, Fürst MM, Lang NP, Persson GR. One-year bacterial colonization patterns of Staphylococcus aureus and other bacteria at implants and adjacent teeth. Clin Oral Implants Res. **2008** Mar; 19(3): 242 – 248. doi: 10.1111/j.1600-0501.2007.01470.x.

Salvi GE, Aglietta M, Eick S, Sculean A, Lang NP, Ramseier CA. Reversibility of experimental peri-implant mucositis compared with experimental gingivitis in humans. Clin Oral Implants Res. **2012** Feb; 23(2): 182 – 190. doi: 10.1111/j.1600-0501.2011.02220.x.

Salvi GE, Monje A, Tomasi C. Long-term biological complications of dental implants placed either in pristine or in augmented sites: A systematic review and meta-analysis. Clin Oral Implants Res. **2018** Oct; 29 Suppl 16: 294 – 310. doi: 10.1111/clr.13123.

Salvi GE, Cosgarea R, Sculean A. Prevalence of periimplant diseases. Implant Dent. **2019** Apr; 28(2): 100 – 102. doi: 10.1097/ID.0000000000000872.

Sanz M, Chapple IL; Working Group 4 of the VIII European Workshop on Periodontology. Clinical research on peri-implant diseases: consensus report of Working Group 4. J Clin Periodontol. **2012** Feb; 39 Suppl 12: 202 – 206. doi: 10.1111/j.1600-051X.2011.01837.x.

Sanz M, Alandez J, Lazaro P, Calvo JL, Quirynen M, van Steenberghe D. Histo-pathologic characteristics of peri-implant soft tissues in Brånemark implants with 2 distinct clinical and radiological patterns. Clin Oral Implants Res. **1991** Jul-Sep; 2(3): 128 – 134. doi: 10.1034/j.1600-0501.1991.020305.x.

Sanz-Martín I, Doolittle-Hall J, Teles RP, et al. Exploring the microbiome of healthy and diseased peri-implant sites using Illumina sequencing. J Clin Periodontol. **2017** Dec; 44(12): 1274 – 1284. doi: 10.1111/jcpe.12788.

Sanz-Martín I, Rojo E, Maldonado E, Stroppa G, Nart J, Sanz M. Structural and histological differences between connective tissue grafts harvested from the lateral palatal mucosa or from the tuberosity area. Clin Oral Investig. **2019** Feb; 23(2): 957 – 964. doi: 10.1007/s00784 – 018 – 2516 – 9.

Schierano G, Pejrone G, Brusco P, et al. TNF-alpha TGF-beta2 and IL-1beta levels in gingival and peri-implant crevicular fluid before and after de novo plaque accumulation. J Clin Periodontol. **2008** Jun; 35(6): 532 – 538. doi: 10.1111/j.1600-051X.2008.01224.x.

Schincaglia GP, Hong BY, Rosania A, et al. Clinical, Immune, and Microbiome Traits of Gingivitis and Peri-implant Mucositis. J Dent Res. **2017** Jan; 96(1): 47 – 55. doi: 10.1177/0022034516668847.

Schlee M, Rathe F, Brodbeck U, Ratka C, Weigl P, Zipprich H. Treatment of peri-implantitis – Electrolytic cleaning versus mechanical and electrolytic cleaning – A randomized controlled clinical trial – Six-month results. J Clin Med. **2019** Nov 7; 8(11): 1909. doi:10.3390/jcm8111909.

Schlee M, Naili L, Rathe F, Brodbeck U, Zipprich H. Is complete re-osseointegration of an infected dental implant possible? Histologic results of a dog study: a short communication. J Clin Med. **2020** Jan 16; 9(1): 235. doi: 10.3390/jcm9010235.

Schmid E, Roccuzzo A, Morandini M, Ramseier CA, Sculean A, Salvi GE. Clinical and radiographic evaluation of implant-supported single-unit crowns with cantilever extension in posterior areas: A retrospective study with a follow-up of at least 10 years. Clin Implant Dent Relat Res. **2021**;23:189 – 196. doi: 10.1111/cid.12973.

Schou S, Holmstrup P, Reibel J, Juhl M, Hjørting-Hansen E, Kornman KS. Ligature-induced marginal inflammation around osseointegrated implants and anky-losed teeth: stereologic and histologic observations in cynomolgus monkeys (Macaca fascicularis). J Periodontol. **1993** Jun; 64(6): 529 – 537. doi: 10.1902/jop.1993.64.6.529.

Schou S, Berglundh T, Lang NP. Surgical treatment of peri-implantitis. Int J Oral Maxillofac Implants. **2004**; 19 Suppl: 140 – 149.

Schrott AR, Jimenez M, Hwang JW, Fiorellini J, Weber HP. Five-year evaluation of the influence of kera-tinized mucosa on peri-implant soft-tissue health and stability around implants supporting full-arch mandibular fixed prostheses. Clin Oral Implants Res. **2009** Oct; 20(10): 1170 – 7. doi: 10.1111/j.1600-0501.2009.01795.x.

Schwarz F, Becker K, Sager M. Efficacy of professionally administered plaque removal with or without adjunctive measures for the treatment of peri-implant mucositis. A systematic review and meta-analysis. J Clin Periodontol. **2015** Apr; 42 Suppl 16: S202 – S13. doi: 10.1111/jcpe.12349. (**a**)

Schwarz F, Sculean A, Rothamel D, Schwenzer K, Georg T, Becker J. Clinical evaluation of an Er: YAG laser for nonsurgical treatment of peri-implantitis: a pilot study. Clin Oral Implants Res. **2005** Feb; 16(1): 44 – 52. doi: 10.1111/j.1600-0501.2004.01051.x.

Schwarz F, Bieling K, Bonsmann M, Latz T, Becker J. Nonsurgical treatment of moderate and advanced periimplantitis lesions: a controlled clinical study. Clin Oral Investig. **2006** Dec; 10(4): 279 – 288. doi: 10.1007/s00784-006-0070-3.

Schwarz F, Herten M, Sager M, Bieling K, Sculean A, Becker J. Comparison of naturally occurring and ligature-induced peri-implantitis bone defects in humans and dogs. Clin Oral Implants Res. **2007** Apr; 18(2): 161 – 170. doi: 10.1111/j.1600-0501.2006.01320.x. Erratum in: Clin Oral Implants Res. **2007** Jun; 18(3): 397.

Schwarz F, Sculean A, Bieling K, Ferrari D, Rothamel D, Becker J. Two – year clinical results following treatment of peri – implantitis lesions using a nanocrystalline hydroxyapatite or a natural bone mineral in combination with a collagen membrane. J Clin Periodontol. **2008** Jan; 35(1): 80 – 87. doi: 10.1111/j.1600-051X.2007.01168.x.

Schwarz F, Sahm N, Schwarz K, Becker J. Impact of defect configuration on the clinical outcome following surgical regenerative therapy of peri-implantitis. J Clin Periodontol. **2010** May; 37(5): 449 – 455. doi: 10.1111/j.1600-051X.2010.01540.x.

Schwarz F, Sahm N, Iglhaut G, Becker J. Impact of the method of surface debridement and decontamination on the clinical outcome following combined surgical therapy of peri-implantitis: a randomized controlled clinical study. J Clin Periodontol. **2011** Mar; 38(3): 276 – 284. doi: 10.1111/j.1600-051X.2010.01690.x.

Schwarz F, Sahm N, Becker J Combined surgical therapy of advanced peri-implantitis lesions with concomitant soft tissue augmentation: a case series. Clin Oral Impl Res. **2014** Jan; 25(1): 132 – 136. doi: 10.1111/clr.12103.

Schwarz F, John G, Hegewald A, Becker J. Non-surgical treatment of peri-implant mucositis and peri-implantitis at zirconia implants: a prospective case series. J Clin Periodontol. **2015** Aug; 42(8): 783 – 788. doi: 10.1111/jcpe.12439. (**a**)

Schwarz F, Schmucker A, Becker J. Efficacy of alternative or adjunctive measures to conventional treatment of peri-implant mucositis and peri-implantitis: a systematic review and meta-analysis. Int J Implant Dent. **2015** Dec; 1(1): 22. doi: 10.1186/s40729 – 015-0023-1. (**b**)

Schwarz F, Becker K, Sager M. Efficacy of professionally administered plaque removal with or without adjunctive measures for the treatment of peri-implant mucositis. A systematic review and meta-analysis. J Clin Periodontol. **2015** Apr; 42 Suppl 16: S202 – 213. doi: 10.1111/jcpe.12349. (**c**)

Schwarz F, Becker K, Sahm N, Horstkemper T, Rousi K, Becker J. The prevalence of peri-implant diseases for two-piece implants with an internal tube-in-tube connection: a cross-sectional analysis of 512 implants. Clin Oral Implants Res. **2017** Jan; 28(1): 24 – 28. doi: 10.1111/clr.12609. (**a**)

Schwarz F, John G, Schmucker A, Sahm N, Becker J. Combined surgical therapy of advanced peri-implantitis evaluating two methods of surface decontamination: a 7-year follow-up observation. J Clin Periodontol. **2017** Mar; 44(3): 337 – 342. doi: 10.1111/jcpe.12648. (**b**)

Schwarz F, Derks J, Monje A, Wang HL. Peri-implantitis. J Periodontol. **2018** Jun; 89 Suppl 1: S267 – S290. doi: 10.1002/JPER.16-0350.

Schwindling FS, Hilgenfeld T, Weber D, Kosinski MA, Rammelsberg P, Tasaka A. In vitro diagnostic accuracy of low-dose CBCT for evaluation of peri-implant bone lesions. Clin Oral Implants Res. **2019** Dec; 30(12): 1200 – 1208. doi: 10.1111/clr.13533.

Seiler M, Kämmerer PW, Peetz M, Hartmann A. Customized lattice structure in reconstruction of three-dimensional alveolar defects. Int J Comput Dent. **2018**; 21(3): 261 – 267.

Serino G, Ström C. Peri-implantitis in partially edentulous patients: association with inadequate plaque control. Clin Oral Implants Res. **2009** Feb; 20(2): 169 – 174. doi: 10.1111/j.1600-0501.2008.01627.x.

Serino G, Turri A. Outcome of surgical treatment of peri-implantitis: results from a 2-year prospective clinical study in humans. Clin Oral Implants Res. **2011** Nov; 22(11): 1214 – 1220. doi: 10.1111/j.1600-0501.2010.02098.x.

Serino G, Turri A, Lang NP. Probing at implants with peri-implantitis and its relation to clinical peri-implant bone loss. Clin Oral Implants Res. **2013** Jan; 24(1): 91 – 95. doi: 10.1111/j.1600-0501.2012.02470.x.

Sgolastra F, Petrucci A, Severino M, Gatto R, Monaco A. Periodontitis, implant loss and peri-implantitis. A meta-analysis. Clin Oral Implants Res. **2015** Apr; 26(4): e8 – e16. doi: 10.1111/clr.12319.

Shibli JA, Ferrari DS, Siroma RS, Figueiredo LC, Faveri M, Feres M. Microbiological and clinical effects of adjunctive systemic metronidazole and amoxicillin in the non-surgical treatment of peri-implantitis: 1 year follow-up. Braz Oral Res. **2019** Sep 30; 33(suppl 1): e080. doi: 10.1590/1807-3107bor-2019.vol33.0080.

Stavropoulos A, Bertl K, Eren S, Gotfredsen K. Mechanical and biological complications after implantoplasty-A systematic review. Clin Oral Implants Res. **2019** Sep; 30(9): 833 – 848. doi: 10.1111/clr.13499.

Strietzel FP, Reichart PA, Kale A, Kulkarni M, Wegner B, Küchler I. Smoking interferes with the prognosis of dental implant treatment: a systematic review and meta-analysis. J Clin Periodontol. **2007** Jun; 34(6): 523 – 544. doi: 10.1111/j.1600-051X.2007.01083.x.

Studer SP, Allen EP, Rees TC, Kouba A. The thickness of masticatory mucosa in the human hard palate and tuberosity as potential donor sites for ridge augmentation procedures. J Periodontol. **1997** Feb; 68(2): 145 – 151. doi: 10.1902/jop.1997.68.2.145.

Suárez-López Del Amo F, Yu SH, Wang HL. Non-surgical therapy for peri-implant diseases: a systematic review. J Oral Maxillofac Res. **2016** Sep 9; 7(3): e13. doi: 10.5037/jomr.2016.7313.

Subramani K, Wismeijer D. Decontamination of titanium implant surface and re-osseointegration to treat peri-implantitis: a literature review. Int J Oral Maxillofac Implants. **2012** Sep – Oct; 27(5): 1043 – 1054.

Sumida T, Otawa N, Kamata YU, et al. Custom-made titanium devices as membranes for bone augmentation in implant treatment: Clinical application and the comparison with conventional titanium mesh. J Craniomaxillofac Surg. **2015** Dec; 43(10): 2183 – 2188. doi: 10.1016/j.jcms.2015.10.020.

Szmukler-Moncler S, Piattelli A, Favero GA, Dubruille JH. Considerations preliminary to the application of early and immediate loading protocols in dental implantology. Clin Oral Implants Res. **2000** Feb; 11(1): 12 – 25. doi: 10.1034/j.1600-0501.2000.011001012.x.

Tamura N, Ochi M, Miyakawa H, Nakazawa F. Analysis of bacterial flora associated with peri-implantitis using obligate anaerobic culture technique and 16S rDNA gene sequence. Int J Oral Maxillofac Implants. **2013** Nov-Dec; 28(6): 1521 – 1529. doi: 10.11607/jomi.2570.

Tarnow DP, Magner AW, Fletcher P. The effect of the distance from the contact point to the crest of bone on the presence or absence of the interproximal dental papilla. J Periodontol. **1992** Dec; 63(12): 995 – 996. doi: 10.1902/jop.1992.63.12.995.

Thoma DS, Naenni N, Figuero E, et al. Effects of soft tissue augmentation procedures on peri-implant health or disease: A systematic review and meta-analysis. Clin Oral Implants Res. **2018** Mar; 29 Suppl 15: 32 – 49. doi: 10.1111/clr.13114.

Toma S, Lasserre J, Brecx MC, Nyssen-Behets C. In vitro evaluation of peri-implantitis treatment modalities on Saos-2 osteoblasts. Clin Oral Implants Res. **2016** Sep; 27(9): 1085 – 1092. doi: 10.1111/clr.12686.

Tomasi C, Derks J. Clinical research of peri-implant diseases—quality of reporting, case definitions and methods to study incidence, prevalence and risk factors of peri-implant diseases. J Clin Periodontol. **2012** Feb; 39 Suppl 12: 207 – 223. doi: 10.1111/j.1600-051X.2011.01831.x.

Tomasi C, Regidor E, Ortiz-Vigón A, Derks J. Efficacy of reconstructive surgical therapy at peri-implantitis-related bone defects. A systematic review and meta-analysis. J Clin Periodontol. **2019** Jun; 46 Suppl 21: 340 – 356. doi: 10.1111/jcpe.13070.

Tonetti MS, Greenwell H, Kornman KS. Staging and grading of periodontitis: Framework and proposal of a new classification and case definition. J Periodontol. **2018** Jun; 89 Suppl 1: S159 – S172. doi: 10.1002/JPER.18-0006.

Van Assche N, Van Essche M, Pauwels M, Teughels W, Quirynen M. Do periodontopathogens disappear after full-mouth tooth extraction? J Clin Periodontol. **2009** Dec; 36(12): 1043 – 1047. doi: 10.1111/j.1600-051X.2009.01477.x.

van Winkelhoff AJ, Goené RJ, Benschop C, Folmer T. Early colonization of dental implants by putative periodontal pathogens in partially edentulous patients. Clin Oral Implants Res. **2000** Dec; 11(6): 511 – 520. doi: 10.1034/j.1600-0501.2000.011006511.x.

Vilarrasa J, Delgado LM, Galofré M, et al. In vitro evaluation of a multispecies oral biofilm over antibacterial coated titanium surfaces. J Mater Sci Mater Med. **2018** Nov 3; 29(11): 164. doi: 10.1007/s10856 – 018-6168-8.

Walton TR, Layton DM. Intra- and inter-examiner agreement when assessing radiographic implant bone levels: Differences related to brightness, accuracy, participant demographics and implant characteristics. Clin Oral Implants Res. **2018** Jul; 29(7): 756 – 771. doi: 10.1111/clr.13290.

Wennström J, Zurdo J, Karlsson S, Ekestubbe A, Gröndahl K, Lindhe J. Bone level change at implant-supported fixed partial dentures with and without cantilever extension after 5 years in function. J Clin Periodontol. **2004** Dec; 31(12): 1077 – 1083. doi: 10.1111/j.1600-051X.2004.00603.x.

Wilson TG Jr. The positive relationship between excess cement and peri-implant disease: a prospective clinical endoscopic study. J Periodontol. **2009** Sep; 80(9): 1388 – 1392. doi: 10.1902/jop.2009.090115.

Wilson TG Jr, Valderrama P, Burbano M, Blansett J, Levine R, Kessler H, Rodrigues DC. Foreign bodies associated with peri-implantitis human biopsies. J Periodontol. **2015** Jan; 86(1): 9 – 15. doi: 10.1902/jop.2014.140363.

Windael S, Vervaeke S, De Buyser S, De Bruyn H, Collaert B. The Long-Term Effect of Smoking on 10 Years' Survival and Success of Dental Implants: A Prospective Analysis of 453 Implants in a Non-University Setting. J Clin Med. **2020** Apr 8; 9(4): 1056. doi: 10.3390/jcm9041056.

Wittneben JG, Millen C, Brägger U. Clinical performance of screw- versus cement-retained fixed implant-supported reconstructions—a systematic review. Int J Oral Maxillofac Implants. **2014**; 29 Suppl: 84 – 98. doi: 10.11607/jomi.2014suppl.g2.1.

Wohlfahrt JC, Lyngstadaas SP, Rønold HJ, et al. Porous titanium granules in the surgical treatment of peri-implant osseous defects: a randomized clinical trial. Int J Oral Maxillofac Implants. **2012** Mar–Apr; 27(2): 401–410.

Wohlfahrt JC, Aass AM, Koldsland OC. Treatment of peri-implant mucositis with a chitosan brush—a pilot randomized clinical trial. Int J Dent Hyg. **2019** May; 17(2): 170–176. doi: 10.1111/idh.12381.

Yakar N, Güncü GN, Akman AC, Pınar A, Karabulut E, Nohutcu RM. Evaluation of gingival crevicular fluid and peri-implant crevicular fluid levels of sclerostin, TWEAK, RANKL and OPG. Cytokine. **2019** Jan; 113: 433–439. doi: 10.1016/j.cyto.2018.10.021.

Yi Y, Koo KT, Schwarz F, Ben Amara H, Heo SJ. Association of prosthetic features and peri-implantitis: A cross-sectional study. J Clin Periodontol. **2020** Mar; 47(3): 392–403. doi: 10.1111/jcpe.13251.

Yu XL, Chan Y, Zhuang L, Lai HC, Lang NP, Keung Leung W, Watt RM. Intra-oral single-site comparisons of periodontal and peri-implant microbiota in health and disease. Clin Oral Implants Res. **2019** Aug; 30(8): 760–776. doi: 10.1111/clr.13459.

Zetterqvist L, Feldman S, Rotter B, Vincenzi G, Wennström JL, Chierico A, Stach RM, Kenealy JN. A prospective, multicenter, randomized-controlled 5-year study of hybrid and fully etched implants for the incidence of peri-implantitis. J Periodontol. **2010** Apr; 81(4): 493–501. doi: 10.1902/jop.2009.090492.

Zhou S, Zhang C, Xiao Q, et al. Effects of Different Levels of Molybdenum on Rumen Microbiota and Trace Elements Changes in Tissues from Goats. Biol Trace Elem Res. **2016** Nov; 174(1): 85–92. doi: 10.1007/s12011-016-0706-3.

Zhuang LF, Watt RM, Mattheos N, Si MS, Lai HC, Lang NP. Periodontal and peri-implant microbiota in patients with healthy and inflamed periodontal and peri-implant tissues. Clin Oral Implants Res. **2016** Jan; 27(1): 13–21. doi: 10.1111/clr.12508.

Zitzmann NU, Berglundh T. Definition and prevalence of peri-implant diseases. J Clin Periodontol. **2008** Sep; 35(8 Suppl): 286–91. doi: 10.1111/j.1600-051X.2008.01274.x.

Zitzmann NU, Berglundh T, Marinello CP, Lindhe J. Experimental peri-implant mucositis in man. J Clin Periodontol. **2001** Jun; 28(6): 517–523. doi: 10.1034/j.1600-051x.2001.028006517.x.

Zitzmann NU, Berglundh T, Ericsson I, Lindhe J. Spontaneous progression of experimentally induced periimplantitis. J Clin Periodontol. **2004** Oct; 31(10): 845–849. doi: 10.1111/j.1600-051X.2004.00567.x.

Zucchelli G, Mazzotti C, Tirone F, Mele M, Bellone P, Mounssif I. The connective tissue graft wall technique and enamel matrix derivative to improve root coverage and clinical attachment levels in Miller Class IV gingival recession. Int J Periodontics Restorative Dent. **2014** Sep–Oct; 34(5): 601–609. doi: 10.11607/prd.1978.

Zurdo J, Romão C, Wennström JL. Survival and complication rates of implant-supported fixed partial dentures with cantilevers: a systematic review. Clin Oral Implants Res. **2009** Sep; 20 Suppl 4: 59–66. doi: 10.1111/j.1600-0501.2009.01773.x.